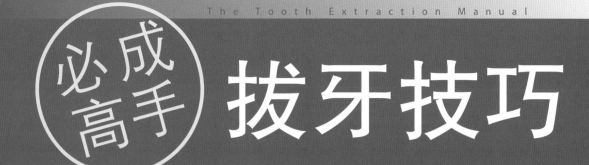

必成高手

拔牙技巧

（日）堀之内 康文 著

吴松涛 吴 斌 译

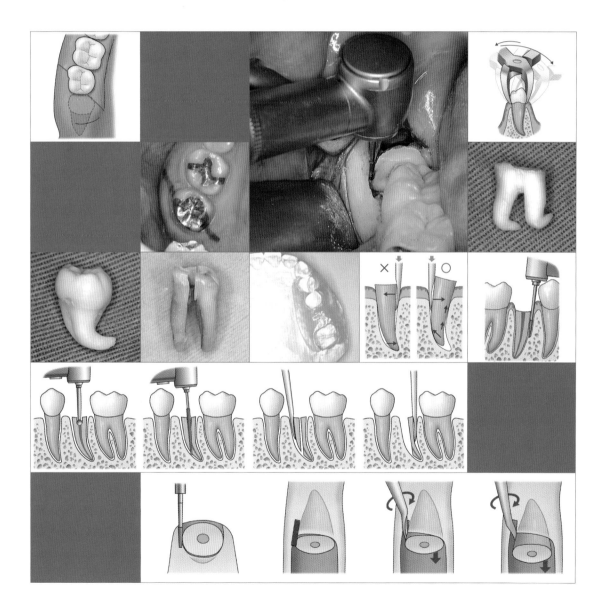

北方联合出版传媒（集团）股份有限公司

辽宁科学技术出版社

沈 阳

图文编辑

刘　娜　刘　菲　曹　勇　赵圆媛

图书在版编目（CIP）数据

拔牙技巧 /（日）堀之内 康文著；吴松涛，吴斌译. —沈阳：辽宁科学技术出版社，2020.4（2023.1重印）
ISBN 978-7-5591-1489-1

Ⅰ．①拔…　Ⅱ．①堀…　②吴…　③吴…　Ⅲ．①拔牙　Ⅳ．①R782.11

中国版本图书馆CIP数据核字（2020）第009809号

出版发行：辽宁科学技术出版社
　　　　　（地址：沈阳市和平区十一纬路25号　邮编：110003）
印 刷 者：凸版艺彩（东莞）印刷有限公司
经 销 者：各地新华书店
幅面尺寸：210mm×285mm
印　　张：10
插　　页：4
字　　数：300千字
出版时间：2020年4月第1版
印刷时间：2023年1月第5次印刷
责任编辑：陈　刚　殷　欣　苏　阳
封面设计：袁　舒
版式设计：袁　舒
责任校对：李　霞

书　　号：ISBN 978-7-5591-1489-1
定　　价：198.00元

投稿热线：024-23280336
邮购热线：024-23280336
E-mail:cyclonechen@126.com
http://www.lnkj.com.cn

作者简历

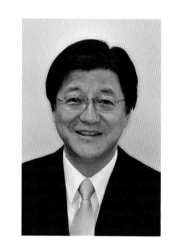

姓名

堀之内 康文

学历

1982年 九州大学齿学部毕业

履历

1982年 九州大学齿学部第二口腔外科 医生

1990年 九州大学齿学部第二口腔外科 助手

1999年 九州大学齿学部附属医院高度尖端医疗部腭畸形治疗室 室长（兼任）

2002年 公立学校共济组合九州中央医院 齿科口腔外科 部长

资格·职务

齿学博士（九州大学）

九州大学齿学部口腔外科 临床教授

熊本大学医学部齿科口腔外科 临床教授

福冈齿科大学口腔外科 客座讲师

日本口腔外科学会专科医生、指导医生

日本齿科麻醉学会认定医生

日本口腔颜面神经机能学会认定医生

日本口腔外科学会 委员

日本腭畸形症学会 委员

日本腭颜面外伤学会 理事

日本有病者齿科医疗学会 理事

日本口腔颜面神经机能学会 理事

日本医院齿科口腔外科协会 理事

专门（研究）领域

口腔外科全部（专门疾病腭畸形症）

译者简历

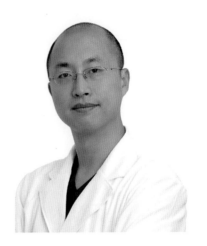

吴松涛

齿学博士 主治医师

东京医科齿科大学 种植与口腔再生医学 博士

吉林大学口腔医学院 本硕连读七年制 种植硕士

日本文部科学省奖学金获得者

当代国际口腔医学会（iACD）国际地区主管

中日医学科技交流协会口腔分会 委员

中华口腔医学会种植专业委员会 会员

国际口腔种植学会（ITI）会员

国际种植牙专科医师学会（ICOI）会员

欧洲骨结合协会（EAO）会员

骨结合协会（AO）会员

多次担任种植国际学会日文及英文口译

参与翻译多部日文口腔专业书籍

译者简历

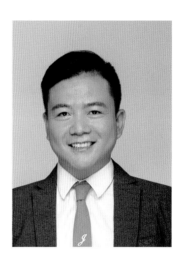

吴斌

主治医师，首都医科大学附属北京潞河医院，口腔颌面外科医学硕士

中国整形美容协会牙颌颜面医疗美容分会 青年理事主任委员、理事

中国整形美容协会口腔整形美容分会 青年委员

中国中医药信息学会疼痛分会 理事

白求恩基金会麻醉与镇痛专业委员会 委员

北京口腔医学会镇静镇痛专业委员会 委员

北京口腔医学会老年病专业委员会 委员

北京市通州区口腔质量控制专家组 专家成员

《心理杂志》月刊 编委

参编《口腔门诊麻醉技术及并发症处理》

参译《重塑您的笑容》

《拔牙技巧》中文版出版寄语

这次拙作《拔牙技巧》能被翻译成中文并得以出版，我感到非常幸运。这是本书在2014年被翻译成韩语出版后第二个翻译版本，对于中韩两国的齿科医生及口腔外科医生能够读到我这本书，我感到非常光荣。

本书是根据我的临床经验，将拔牙技巧尽可能详细记录下来而写成的。在日本，这本书被指定为齿学部学生和研修医生的推荐图书，因其照片和插图翔实、非常便于理解而深受好评。

这次中文版能够得以出版是因为首都医科大学的吴斌医生在来日本进行学术交流时偶然看到了这本书的日文版，觉得对临床有很大的指导意义，就想翻译成中文来阅读。中文版的具体翻译工作主要是由具有日本留学经验、日语非常出色的吴松涛医生负责完成的。我本人曾与吴松涛医生直接见过面，吴医生的日语非常流畅而准确，因此，相信我想表达的事情会在中文版里得到正确的传达。

如果本书能对中国各位齿科医生和口腔外科医生们的拔牙技术的提高有些许帮助，我将深感荣幸。

公立学校共济组合九州中央医院齿科口腔外科 部长

堀之内 康文

2020年1月11日

推荐语

　　我与作者堀之内康文医生是九州大学齿学部的同届同学，毕业后又一起在该大学的口腔外科学教研室钻研探索，是30年的朋友。我的研究志向强烈，毕业后又去海外留学，绕了一大圈才开始从事临床工作。而作者毕业后马上开始从事口腔外科的诊疗，当我停止研究生涯开始做临床的时候，作为口腔外科医生的他已经是一位遥不可攀的优秀医生了。因此，作者不仅是我作为口腔外科医生的榜样，也是我可以近距离请教的良师。我和作者曾几次探讨手术技巧的问题，深刻地感受到作者对诊疗的热情和上进心，更重要的是他对于包括我在内的后辈的热心指导也总是令人感动。作为朋友写出的推荐语可能不足为信，但希望大家能将这篇文章看作是对传授我很多技巧的老师的诚恳推荐。

　　关于拔牙基本理论和手法的书籍有很多，但像本书一样能明确解说操作性要点和技巧的却没有。作者做过很多关于拔牙的演讲，听到很多听众都说"深入地理解了基础手法"或"赶快从明天开始就用起来看看"。这种对可操作内容简明扼要地解说大受好评，口碑传播开后，各种演讲的邀请就纷至沓来。当然最好是去听作者热情饱满的演讲，但去之前应该把记录他精彩演讲内容的这本书自己先预习一下。

　　拔牙是频率最高的牙科手术，而我想谁都有治疗不太顺利而为之烦恼的经历吧。陷入困境的时候回归基础手法，重新审视自己是非常重要的。本书的内容不仅对于经验尚浅的牙科医生，就是对有相当经验的牙科医生来说也是非常有益的。我确信这本书可以成为众多读者在拔牙时的参考，并在日常临床诊疗中发挥作用，所以我满怀自信地向大家推荐这本书。

九州大学齿学研究院颌面病态学科 教授

（九州大学医院颌面口腔外科）

中村诚司

前言

我在各地的牙科医师协会或学习小组，以及其他一些演讲会中所做的关于拔牙的演讲的一部分内容被《QUINTESSENCE》杂志连载，对于这件事我已经感到很幸运。更幸运的是连载得到广泛好评，编辑部希望我可以追加一些内容，并把它们整理成一本书出版，这就是本书完成的原委。

拔牙是平时牙科临床中最频繁进行的手术，是绝对无法回避的操作。然而，如此高频率的临床手术，大家是否接受过手把手细致的教育？大家现在能充满自信地去给患者拔牙吗？

我在大学医院口腔外科工作20多年，给学生、研修医生、年轻住院医生等都做过拔牙的指导。现在的职场上重视医院和诊所合作，对口腔外科疾病诊断和治疗进行的都是高度专业化的诊疗。因此难拔牙齿的转诊很多，仅2009年3名牙科医生就拔除了超过1700颗埋伏牙（半、完全、水平、多生）。从积累的经验中，可以充分把握对拔牙的误解和问题点。

这本书的写作，包含了我对年轻牙科医生和不擅长拔牙的医生们能通过自学掌握拔牙技巧的希望，以这些年的经验为基础，借出大量的照片和图解，尽可能详细地写出拔牙实践中的要点和窍门。有一些与教科书上所写的不同的内容，这只是在充分理解教科书的基础上加入了自己摸索出的做法。不仅是拔牙，手术方法和器械的使用方法，每个大学或医院都有自己的流派，绝不是全日本统一的，所以绝对不是这本书的内容就是正确而其他书写的就是错误。大家完全可以只接受自己觉得理解和认同的部分就好。

世上有很多有名的医生写的关于拔牙的名著，我深知像我这种才疏学浅的人也来写书实在是自不量力，甚至可能自取其辱。内容中有错误之处或是仅我一家的偏颇之言还请各位读者高贤不吝赐教。

最后，感谢在繁忙的诊疗中帮忙拍照的关胜宏、冈正司、金城亚纪、新田秀一等各位医生。另外，要对提议将连载集成本书的北峰康允主编，以及能耐心等待我拖稿并把稿子整理成书的板井诚信先生表示我最衷心的感谢。

堀之内 康文

目录 CONTENTS

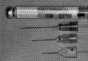

附录

第1部分

拔牙之前

第1章

拔牙之前

拔牙是小手术，但也的确是一种手术，学习拔牙的技巧之前，必须先知道手术的基本原则。拔牙当然是一般牙科治疗中最恐怖的事情，如果在学习拔牙技术之前，对于患者这种心理的理解和应对方法等基础知识都不知道的话，很难说这个医生拔牙很厉害。任何事想做好，都必须对基础进行理解和学习，必须学会了基础之后再积累经验。

这一章讲述的是在拿起牙钳和牙挺之前，对于手术的心理准备。

对待患者的方法

医生能与患者充分沟通，医患关系良好，能够被患者信赖，不仅是拔牙也是一般牙科治疗中想取得良好结果所不可或缺的要素。关于和患者的关系、对待方法，不是限于拔牙中的特殊要求，广义来说，与医疗中的注意点是相同的，特别是与需要拔牙患者的交流沟通中要注意以下几点。了解一个即将接受手术的患者的心理和感受是非常重要的。

1. 进行充分的术前说明，取得患者的知情同意

▶将拔牙的必要性、拔牙的术式、可能发生的术后变化等，尽可能不用医学术语、专业术语，用通俗易懂的表达方式进行说明，获得患者的理解。

2. 用患者听得懂的通俗易懂的表达方式进行说明

▶患者不是医疗专业人员，是普通老百姓在我们作为口腔医疗的相关人士看来理所当然的词汇或表达，在患者那里很多是无法理解的。英语、德语、专业术语滔滔不绝，想要表现医生的威严，这种云里雾里沾沾自喜的都是木头脑袋。患者在听说明的时候对术者的技术大致就能判断，真的厉害的医生不会只用专业术语，而是用比喻等让人容易理解的方法去说明。

▶比如右表那样，让人理解的心意很重要。**不是用专业术语或难以理解的词汇来说明，而是以容易理解的表达方式去解释专业术语。**

▶看到才能明白的"书面语"在对话中很难被理解。还是

用一听就能懂的"口语"来进行说明吧。

专业术语不错的替代案例

根尖	牙根的底端
下颌管	下巴的骨头中走行的有血管和神经通过的隧道
截冠	把牙齿的头部和根部分开
弯曲	弯的
分割	分成两段
摘除	从里面取出来

3. 让患者放松

▶ 不害怕牙科治疗或拔牙的患者基本上是不存在的。努力用易懂的表达进行了术前说明，但很多患者还是因为紧张而无法理解，所以要先让患者放松。

▶ 如第6章里所说的那样，牙科治疗中的全身性问题绝大多数是由于紧张和不安等心理压力而引起的。不要只说明治疗方面的内容，聊个家常，让患者放松，消除紧张情绪是非常重要的。

4. 术中要对手术进展情况、剩下的处置内容和所需时间等进行说明

▶ 局部麻醉手术中，决不能不跟患者说话，一言不发地长时间做手术。"手术进行到哪了？还要这样做多久？"，患者总会有这样的不安和疑问。术中要用不会使患者感到害怕的语言，告诉患者手术进行到了哪一步（"现在把牙冠部取出来了"），剩下什么内容（"再缝两针就结束了"），还要花多长时间，让患者打起精神。有了这样的说明，患者就会自己振作起来坚持下去。重要的是在手术过程中不要让患者感觉只剩他一个人。

▶ 特别是患者在被洞巾盖住脸，看不见的状态下进行局部麻醉注射的时候，"打麻醉药物牙肉上会有一点针扎的感觉哦"要提前跟患者打声招呼，如果突然就扎进去患者不仅会吓一跳不说，疼痛感也会更强烈。

术者和患者的姿势、体位

　　口腔手术是在狭小的空间内进行的细致手术，必须保持方便控制用力的稳定姿势。这种"姿势、体位"虽然容易被忽视，但无论是患者、术者、助手，不管是任何科室的手术，正确姿势都是共通的，是非常重要的关键点。运动也好，武术也好，高手的姿势、身手、动作都是优美的。

　　关于拔牙时术者的姿势（站位、坐位）、患者的体位（坐位、水平位），不同大学和机构有不同的流派，不能一概而论，**最重要的是可以直视、直达患牙，用稳定的姿势不勉强操作**（笔者所有的拔牙手术，都是以术者坐位，患者水平位进行的）。

1. 不让患者有压迫的体位

▶ 首先患者的体位是根据拔牙位点和处置内容不同而变化的。因此要确定一个手术操作便利，而且患者没有负担的体位（牙椅的高度，椅背的角度）。不要忘记调整头垫的位置。

2. 从全部术野能看到患者全身的自然姿势

▶ 术中不单要能看到术区，还要一直能看到患者的全身，手脚的活动和其他肢体的动作，"疼痛，疲劳，难受"等，要把握患者的状态。在患者说话前，通过身体的微动来了解患者的感受。

3. 正确精细并且舒适的手术姿势

▶经常见到一些年轻牙科医生把脚尖垫在牙医座椅的支架或轮子上，膝盖往前伸、弯曲角度成锐角，用这种不稳定的姿势在进行诊疗（1）。脚跟应该稳稳放在地面（2），膝盖弯曲成直角，姿态轻松，背部挺直（3）。

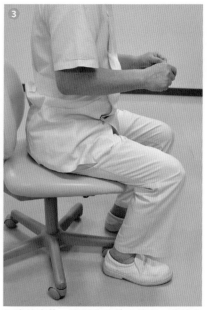

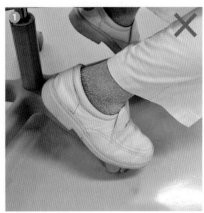

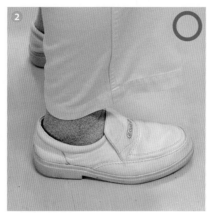

脚的位置不稳定。

脚跟稳稳放平。

正确的姿势。脚跟稳稳放于地面，膝盖弯曲近似直角，曲度舒适。肘部也放在自在的位置，肩膀不用上提，约在上腹部高度。

4. 肘部成直角，术野要在上腹部高度附近为宜

▶术野太近，肩肘都上抬蜷缩起来，容易疲劳。而且，不方便观察患者全身状态。

5. 确保充分的亮度

▶确保灯光充分照入术野。术野暗的话，多数是术者和助手的姿势不正确，挡住了灯光。

牙根形态罕见的离体牙

▶下面的照片是笔者拔出的牙齿照片，我总会感到读者像是会发出"这样牙根的牙是怎么拔的？"或者"肯定是去了不少骨头吧？"或者"断掉的牙根用粘接剂粘起来了吧？"等质疑的声音一样。往后读的话大家会发现，笔者是能不去骨就不去骨的拔牙派，而且这些都是如假包换的没有断过的牙根。即便是这样的牙根，如果用上后面讲述的各种技巧、辅助手段的话，也是能不断根就拔出来的。

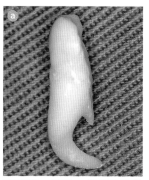
下颌第一磨牙。根分叉处分根，沿着弯根脱位的方向用牙挺挺出。

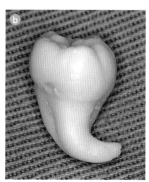
萌出的下颌智齿。沿着弯根脱位方向，在近中插入牙挺，让牙冠倒向远中拔出。

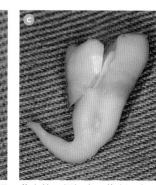
萌出的下颌智齿。截去远中牙冠，沿着弯根脱位方向，用牙挺让牙冠倒向远中拔出。

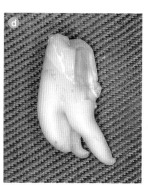
萌出的下颌智齿。磨除远中牙冠，用牙挺从近中朝向远中让牙冠倒向远中拔出。

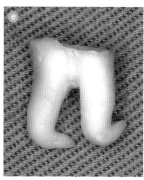
下颌第二磨牙。牙冠从颈部截断，在颈部形成一道沟，从近中向远中挺倒拔出。分根拔出也可以。

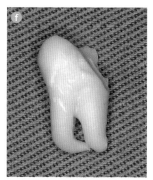
下颌第二磨牙。近中根弯曲，两根之间抱有骨头。截去牙冠远中部分，从近中向远中挺倒拔出。分根拔出也可以。

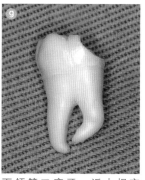
下颌第二磨牙。近中根弯曲，两根之间抱有骨头。从颊侧用车针将牙根间隔的骨头磨除，然后拔出。分根拔出也可以。

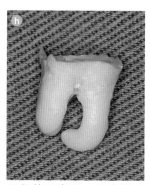
下颌第二磨牙。近中根弯曲，两根之间抱有骨头。截去牙冠，从颊侧将根分叉部分的骨头磨除，然后拔出。分根拔出也可以。

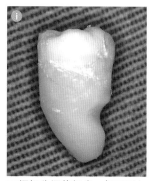
下颌部分埋伏智齿。把牙冠向舌侧推倒，沿着解除下颌管压迫的方向用牙挺挺出。牙根侧壁可见下颌管走行的压痕。

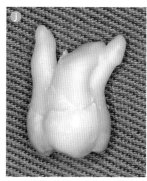
上颌埋伏智齿。4个牙根分叉很大，用牙挺将牙冠向远中推倒，逐渐扩大牙槽骨，慢慢地拔出。

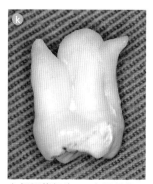
上颌埋伏智齿。4个牙根分叉很大，用牙挺将牙冠向远中推倒，逐渐扩大牙槽骨，慢慢地拔出。

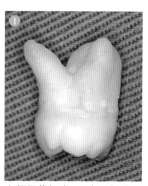
上颌埋伏智齿。4个牙根分叉很大，用牙挺将牙冠向远中推倒，逐渐扩大牙槽骨，慢慢地拔出。

第2章

如何提高拔牙的技术水平

拔牙是一种手术。要提高拔牙的水平，需要掌握的知识不仅限于拔牙钳与牙挺的使用方法。对于手术整体以及作为一种手术的拔牙术的基本原则和思考方式，必须提前认真理解。本章将对手术、拔牙的基本原则进行描述。

手术的原则

这里开始叙述的手术原则，不仅是拔牙，而是所有的手术共通的内容，请深刻理解。

1. 熟知解剖

▶血管、神经的位置和走行，骨的形态（除磨牙部之外，唇、颊侧的骨厚度比想象的要薄，下颌智齿区舌侧的骨形态等），特别是下颌管的走行、颏孔的位置、上颌窦与牙根的关系等都要充分了解。

2. 正确的术前评估和手术计划

▶任何事如果没有充分的准备都不会有好的结果。手术前必须进行预习（术前状态的掌握，评估）和模拟手术（想象练习，在脑海中做模拟手术）。这样即便术中有意外发生也能恰当处理。
▶评估患者的状态
全身状态，口腔内的状态，开口度，术野的空间等。

▶X线片阅读诊断
牙根的形态、长度、粗细、个数有无根尖病灶，牙周膜的状态（有无骨融合），下颌管与颏孔的位置，周围骨的状态（致密骨拔牙后的愈合不好，疼痛会持续，这些要提前跟患者说明），与上颌窦的关系。

3. 知情同意

▶不要用专业术语，用比喻等易懂的语言（参照第1章），请总结一套自己的表达方法。

4. 无菌操作

▶为了避免院内感染、创口感染，要用心做好工具的消毒和无菌操作。

5. 不让患者感觉到疼痛

▶局部麻醉充分起效，在无痛下进行治疗可以说是最重要的手术原则。但是要注意有局部麻醉药物使可动黏膜变形而无法正确地进行手术的情况（关于更好的局部麻醉方法请参照第5章）。

6. 良好照明的术野

▶在达到对手术有充分自信之前要切开大一些，在充分开阔的术野下进行手术是成功的关键。熟练之后切口就可以变小了。记住"切口大"不一定等于"创伤大"。另外术野中的光照足够，才可能保证手术安全。

7. 用心做到在明亮视野下，直视直达做手术

▶ "**直视直达**"是手术的大原则。用能保证直视直达的位置和姿势做手术。保证充分看到术野、看清术野非常重要。如果在不能看清的情况盲目操作很容易出问题。把血管和神经等危险的结构先分离出来、保护起来会更安全。为了看清楚，可以进行翻瓣、去骨等处置。另外，要充分洗净术野，用纱布擦拭干净，确保术野的可见度。剥离翻开的黏骨膜要用剥离子或拉钩拉开、压住，这对保障视野、术野十分重要。

> **要点1** 手术的大原则是直视、直达
>
> 好好看！要能看得见！
> 看不清、看不见会出问题！

> **要点2** 为了看得见、看清楚
>
> ①有要看到的意识　　　　④术野冲洗
> ②翻瓣　　　　　　　　　⑤纱布擦拭
> ③去除骨、牙　　　　　　⑥控制出血

8. 轻柔的操作

▶ 所有的操作均轻柔地进行，注意避免损伤黏骨膜瓣剥离起始区域的组织，避免骨膜断裂，不用暴力剥离、翻起黏骨膜瓣，磨骨时必须注水冷却等。

9. 正确的姿势

▶ 患者的体位，术者的位置姿势（参考第1章）等要按方便手术操作稳准来选择。保持舒适的位置和姿态是很重要的。比如看上颌和下颌的时候，患者的头枕角度就不一样，术者的位置也不同。

10. 选择适合的工具

▶ 针对不同区域要选用相应的手术器械。因为这些器械都是不同的使用目的，为了方便操作而被研发、制作的，技术越不熟练就越应该使用专用器械。否则就会陷入

"自己医院外科处置少—没有必要准备那么多手术工具—用其他工具代替—处置、操作困难—讨厌外科—技术无法进步"的恶性循环。

> **要点3** 手术必备的知识、技术
>
> ·解剖
> ·手术原则　　　　　　各种手术的术式、要点
> ·基本技术（切开，剥离，缝合，结扎）
>
> ※复杂的手术也是"基本技术"的组合。基本技术不能顺利地做好，要熟练手术是不可能的。

对于拔牙的误解

跟实习医生和年轻的医生交谈时，惊讶地发现他们对拔牙有很多的误解。

误解1 用牙钳拔牙显得很野蛮，用一支牙挺就拔出来才算厉害？

▶为了可以让牙周组织的损伤最小化，在有足够夹持的牙体残留的情况下，用牙钳拔牙才是基本选择。想想正畸治疗需要创造间隙的拔牙就会明白。用牙挺对牙龈、牙槽骨嵴会造成损伤，不利于正畸治疗。当然有上来就用牙钳就把牙根掰断的人，但这其实是因为他使用牙钳的方法不正确造成的。

误解2 用力就能拔出来？

▶拔牙中的确有需要用力的时候，但过度用力患者会感到恐惧，也可能发生事故。如有倒凹残留或施力方向与牙根脱位方向不同，用的力只会使牙根压向骨头，不管用多大的力都拔不出来。

误解3 不切开就拔出来才厉害？

▶笔者年轻的时候在打工的地方拔牙，院长曾批评我说"口腔外科出身的就是容易想马上切开啊"，但一开始就切开是因为充分理解切开的有效性。如切开可以让治疗短时间内完成，绝对不能说是创伤大。因为不切开而花了很多时间才是更大的创伤。

误解4 尽量保持牙齿形态的完整拔牙拔出来才厉害？

▶纠结于保持牙齿原来的形态而大量地去骨才是本末倒置。

误解5 术者是不能移动的？

▶直视、直达是原则，所以术者当然要移动到能看见的一边或器具操作便利的位置。比如左侧上颌埋伏很深的智齿，不必追求一定从右边拔除。采用很别扭的姿势也许就会出大事故。

什么是好的手术（拔牙）

以下3点是好手术（拔牙）的必要条件。

①患者不害怕
· 充分的说明，沟通。
· 术前的说明，术中沟通，对手术进展和还需要多少时间的说明。怎么也拔不出来就专注起来忘了沟通，一定要避免这种让患者感到孤独的情况。

②无痛
· 局部麻醉起效，手术本身是不痛的，但局部麻醉这个操作就是会让人痛的感觉害怕。进行无痛而有效的局部麻醉尤为关键。

③快速、不肿，术后愈合良好
· 受技术技巧优劣的影响。

要点4 拔牙不肿的要点

①切口不要大幅超过膜龈联合
②不要过度去骨
③不要用暴力
④彻底止血
⑤短时间结束
⑥松弛缝合，不要强行拉紧
⑦开放创口，闭锁时要留置引流条（参考第14章）
⑧术后全身及局部的静止（制动）

关于手术创伤"翻瓣、去骨，创伤就大"是误解

▶翻瓣去骨创伤就大，肿胀疼痛就剧烈，这些都是错误的认识。当然不要施加不必要的创伤，但如果不采取切开、剥离、去骨等必要的措施，手术时间拖长，施加不必要的大力，要知道这些都是更大的创伤。

▶最小限度的翻瓣，最小限度的去骨，短时间内将手术完成才是真正微创的手术。

创伤大小=牙龈切开、剥离翻开的量+去骨的量+施加力的强度+所需时间

不要忘记施加力的大小和手术时间的长短也是创伤大小的重要衡量指标。

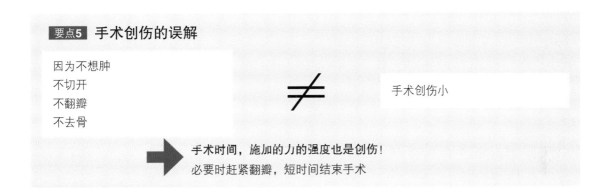

要点5 手术创伤的误解

因为不想肿
不切开
不翻瓣
不去骨

≠ 手术创伤小

➡ 手术时间，施加的力的强度也是创伤！
必要时赶紧翻瓣，短时间结束手术

拔牙难易度的衡量标准

拔牙的难易度不能单纯只靠X线片就决定。全身状态，开口度，口裂大小，拔牙部位的空间等都有关系。因为下颌埋伏智齿的埋伏深度浅就觉得很简单，手术开始以后才发现开口度很小，快机不能像想的那样去用，想必大家都有因此而花费超出预计的时间的经历吧。所以不能只看X线片，口腔内也要仔细检查，再确定难易度、所需时间。

1. 观察患者时的注意点

▶年龄（高龄患者骨融合的牙多），全身状态，开口度，有无局部炎症，牙质的硬度。下颌埋伏智齿要注意距离下颌升支前缘的空间（磨牙后部空间）。

2. X线片的阅读

▶**牙的位置**
·萌出的异常（埋伏，倾斜，移位，扭转）
·和邻牙的关系
·倒凹的量（埋伏智齿的情况，嵌入第二磨牙远中的量）
·埋伏牙的垂直和近远中埋伏的位置
·倾斜方向，倾斜度
·埋伏深的情况下，车针是否能够到？（快机够不到的地方要准备直机、骨凿）

▶**牙根的异常**
·牙根的形态（肥大，弯曲，牙根分叉大，牙根多，粗大，长度等）

·有无牙周膜间隙，宽窄
·有无骨白线（与骨融合）

▶**骨的状态**
·如果有硬化性骨炎，拔牙的愈合会慢，疼痛时间也会延长，所以要提前说明。

▶**其他**
·上颌磨牙与上颌窦底的关系
·下颌埋伏智齿要看牙周膜间隙，骨白线，下颌管壁是否消失。认真注意了这3个要点，再注意不向根尖方向推入，就很难出现神经麻木的症状。

第3章

基础手法①
切开、剥离

　　本章对手术基础手法的"切开"和"剥离"中使用的工具选择，操作方法，具体的手法进行阐述。复杂手术、大手术都是基础操作的组合，熟练基础操作才是提升手术水平的最关键所在，所以掌握这些内容不仅对拔牙，对其他手术也有帮助。另外，关于拔牙牙钳（第7章）和牙挺（第8章）会在后面的章节分别介绍。

切开的基础

1. 刀片的种类和用途

▶15#刀片　通常一般的切开都用。

▶11#刀片　仅用于利用其尖端刺破脓肿或唇裂中形成三角瓣等比较小的切开，在下面有骨头的地方一般很少使用。

▶12#刀片　磨牙远中颈部等11#和15#刀片够不到的部分以及龈沟内切开时使用。

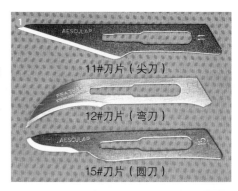

11#刀片（尖刀）

12#刀片（弯刀）

15#刀片（圆刀）

❶❷刀片的种类和用途。
11#刀片（尖刀）：脓肿切开等刺破操作时使用。
12#刀片（弯刀）：牙颈部，倒凹处使用。
15#刀片（圆刀）：最常用，几乎所有的切开都用。

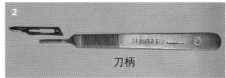

刀柄

2. 在刀柄上安装刀片、拆卸刀片的方法

▶用镊子或持针器夹住刀片在刀柄上安装或卸下。绝对不能用手夹持❸~❻。

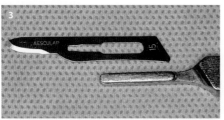

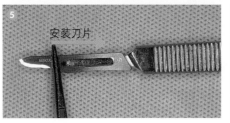

用镊子或持针器夹住刀片

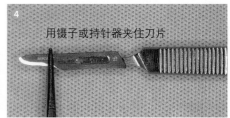

安装刀片

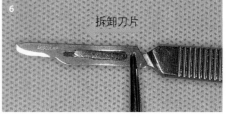

拆卸刀片

❸~❻安装刀片、拆卸刀片的方法。

3. 手术刀的持握方法

▶ 所有口腔内的手术都以执笔式持刀法（Pen grip）进行。弓弦式持刀法（Vpolin）或餐刀式持刀法（Knife）用于皮肤上较大的切开。

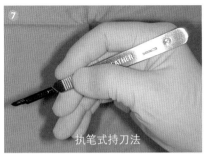 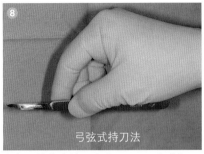 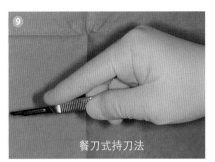

执笔式持刀法　　　弓弦式持刀法　　　餐刀式持刀法

⑦~⑨手术刀的持握方法，所有口腔内的手术都以执笔式持刀法（Pen grip）进行。

4. 切口的设定原则

▶ 以下的原则不仅限于拔牙，口腔外科的小手术或牙周外科的手术、种植相关的手术等所有的手术都是通用的，所以请认真理解。这里以口腔小手术中最常用的两种切开方法⑩⑪为例来进行说明。

> **要点1** 切口设计的原则

（1）考虑血供，基底部要宽⑩　　　　　　（6）为方便缝合做角和台阶⑫⑬
（2）切口不通过骨缺损部位上方⑪　　　　（7）避免切断神经和血管⑭
（3）不在污染区域做切口（避开龈乳头）⑩　（8）考虑是否容易缝合
（4）垂直切口放在角落⑩　　　　　　　　（9）大一点儿切开
（5）弧形切口要距离牙颈部5mm以上⑪

原则1 考虑血供，基底部要宽⑩ **1**
· 为了避免因牙龈瓣的尖端血供不足而坏死或伤口愈合延迟，确保充足血供而需将基底部留宽。这是最重要的原则。

原则2 切口不通过骨缺损部位上方⑪ **1**
· 内部没有骨支持，缝合处容易动摇不稳定。而且，创口下没有骨面提供的血供，容易发生供血不足。如果切开后要去骨，要设计超过术后骨缺损的范围做切口。

原则3 不在污染区域做切口（避开龈乳头）⑩ **2**
牙间龈乳头处不做垂直切口（ **原则4** 叙述）。

原则4 垂直切口放在角落⑩ **3**
· 龈乳头及颊侧近远中中点处不做切开⑩ **4**。龈乳头部位是容易产生污染的位置，组织也脆弱，而且缝合时针无法水平穿过。另外，颊侧近远中中点处是从咬合面观察

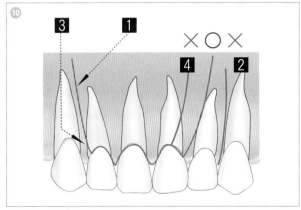

Wassmund 切口。

时颊侧最突出的部分，唇颊侧观察时是牙龈缘最低的部分，刺激后容易发生退缩。不正确的刷牙方式造成的牙龈退缩也是在唇侧的近远中中点最严重，这样想就容易理解了。

原则5 **弧形切口要距离牙颈部5mm以上⑪2**

· 牙龈做弧形切口的时候，从保障牙颈部的血运和容易缝
  合的角度考虑，切线要与牙颈部距离5mm以上，技术好
  的医生可以设定在3mm左右。

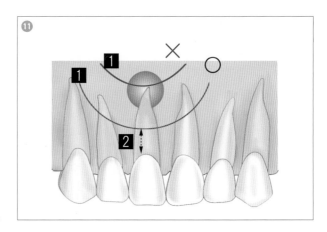

⑪Partsch切口。

原则6 **为了缝合时能正确对位缝合牙龈瓣，切开时做角或台阶⑫⑬**

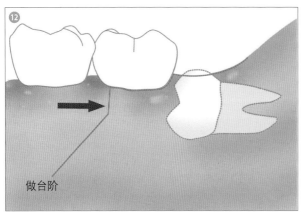

做台阶

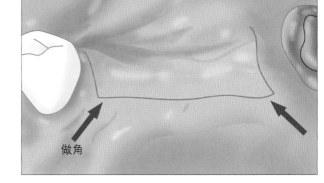

做角

⑫⑬为了缝合时方便对位，切开时做台阶或角。

原则7 **避免切断血管和神经⑭**

· 充分了解解剖，避免切断血管、神经、唾液腺导管等，切口与牙列平行。

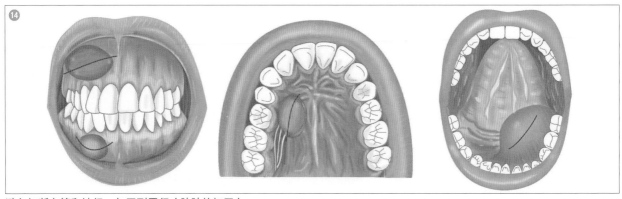

避免切断血管和神经，与牙列平行（脓肿的切开）。

原则8 **考虑是否容易缝合**

· 有的部位可以切开但持针器难以进入，不方便缝合，所
  以设计切口的时候要考虑怎样缝合。

原则9 **大一点儿切开**

· 创口小创伤小的确很重要，但太小的切口会延长手术时
  间，反而造成更大创伤。没有熟练手术操作前，要把切
  开范围设定得大一点儿，熟练后逐渐缩小切口。

切开的实际操作

1. 从非可动黏膜向可动黏膜切开

▶ 如从可动黏膜开始切开，黏膜和刀刃一起动，难以做出漂亮的切口。所以要从非可动黏膜（牙颈部）向可动黏膜（膜龈联合处）切开。

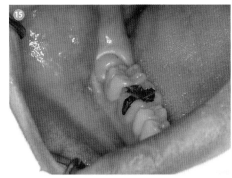 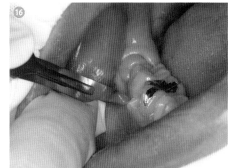

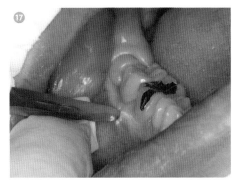 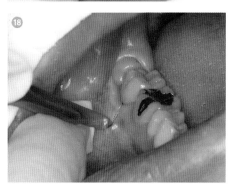

⑮~⑱牙龈垂直切开的例子
从非可动黏膜向可动黏膜切开。切开起始处是固定的，所以可以做出漂亮的切口。

2. 从可动黏膜开始切开的时候要对其施加压力，把黏膜固定绷紧

▶ 有些部位不得已要从可动黏膜开始切开的时候，用另一只手在切开方向的反方向上将黏膜固定绷紧。如黏膜不固定，黏膜和刀刃一起动，难以做出漂亮的切口。

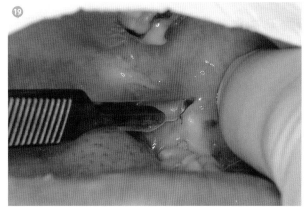

⑲从可动黏膜开始切开的情况。从可动黏膜开始切开的时候，用手指将黏膜固定绷紧。

3. 刀刃的角度要与黏膜垂直

▶ 刀刃不和黏膜成直角进入，会造成表层薄，血流不好。这部分的愈合会延迟。

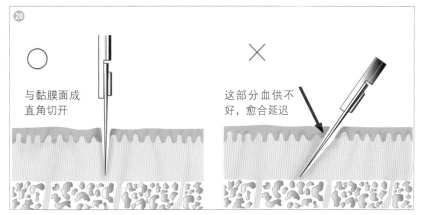

○ 与黏膜面成直角切开

✕ 这部分血供不好，愈合延迟

⑳刀刃的角度。

4. 圆刀放倒用刀腹部切
5. 往回拉着切，原则上不向前推着切

▶15#刀片稍微放倒，用圆形弧度部分（刀腹）回拉切开㉑。

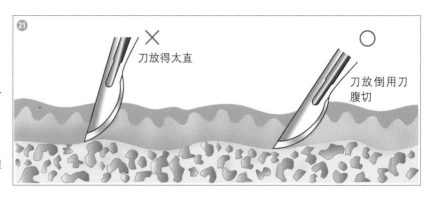

㉑刀刃向上往前推着切开的情况也有，但尽可能刃朝下回拉切开。

6. 刀刃不要过度压向骨面

▶不要用太大的力。用力将刀压向骨面，容易打滑而造成意想不到的事故。

7. 找好支点，刀腹沿着骨面慢慢切开才能准确

▶从牙颈部往膜龈联合向下切开牙龈时，手术刀在上下方向上要找好支点，控制运动，避免滑脱。切开速度快不一定就是熟练。慢慢地才能准确切开。

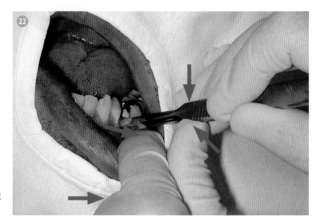

㉒作支点（箭头）的方法。找好支点慢慢地回拉切开。

8. 两端直立，中间放倒

▶软组织厚的情况下，切口两端比较深的部分容易倾斜变浅，一定要注意。切开的两端（开始和最后）的部分请保证刀直立起来。

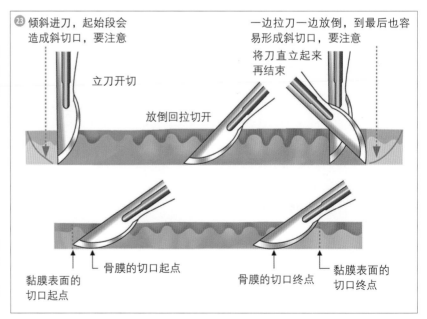

㉓刀的角度和运动方法。较厚的软组织的长切口，两端直立，中部放倒（右图上部），一直让刀片倾斜时（右图下部），黏膜表面的切口和骨膜的切口位置就会不同，骨膜切口范围会小于黏膜切口。

9. 组织薄连同骨膜一起切，组织厚可以切两次

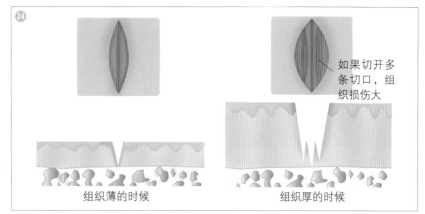

▶ 下颌后牙区等软组织较厚的部分可以切两次，但一定保证最深处切的第二刀要沿着第一次的切口切开。

▶ 要注意在深部切开多条切口时，组织损伤大，愈合延迟。

㉔切开的方法。牙龈薄的时候，连同骨膜一起切。软组织厚的时候，最深处可以切两次，如果没有完全切到最深处，组织的损伤很大。

如果切开多条切口，组织损伤大

组织薄的时候　　　　组织厚的时候

10. 翻瓣不超过膜龈联合肿胀轻（避免颏神经损伤，减轻肿胀）

▶ 大幅度翻瓣超过膜龈联合，可动黏膜容易肿得很厉害。另外，在下颌前磨牙处，有损伤颏神经的危险。

剥离的基础和实际操作

1. 顺利剥离的要点

（1）骨膜附着松弛的地方开始

· 膜龈移行处的可动黏膜侧，骨与骨膜的结合松弛，容易剥离，所以剥离从这里开始㉕～㉘。

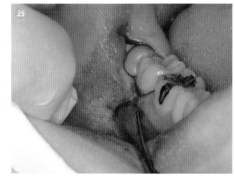
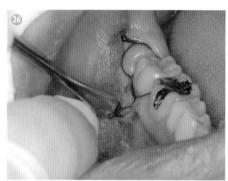
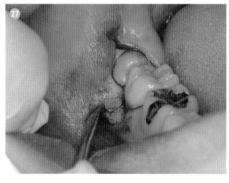
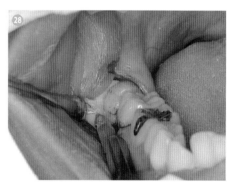

㉕～㉘翻瓣从膜龈移行处开始。

补充 剥离的开始部位

▶ 关于剥离的开始部位，很多书籍和杂志上写着"剥离要从牙龈的垂直切口的牙颈部开始，或者，从组织厚且致密的部分开始""垂直切口与水平切口的转角处开始剥离"等。但是，因为这些部分的骨膜或环状韧带附着紧密，或者组织硬度高，剥离开始比较困难，容易损伤瓣的边缘。

▶ 因此，没有必要从附着紧、缝合时又是重要部位的牙颈部或者转角处剥离。从磨牙缺失的牙槽嵴顶部切口开始剥离的时候，因为牙龈又厚又硬，拔牙窝还粘连着，经常体会到剥离非常困难的情况。

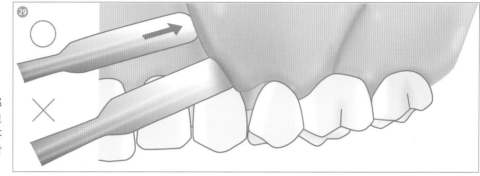

㉙开始剥离的部分，牙颈部的环状韧带附着强，从这里开始剥离时瓣角部分容易疼痛，缝合时也很难漂亮地对位。

（2）剥离子的弯曲端朝向骨面进行剥离（注意剥离子尖端朝向）

· 正确的剥离子朝向和使用方法，弯曲的尖端按住骨面，像刮东西一样将骨膜剥离㉚㉛。绝对要让剥离子的尖端贴着骨面剥离。从骨面上不是将骨膜或囊肿壁提拉起来，而是按着剥下来，推着顶起来的感觉㉜。

（3）在牙龈厚硬的部分，将剥离子插入骨膜下后，像要立起来一样将瓣翻起

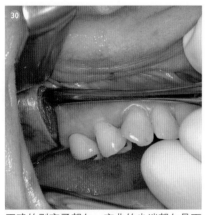

正确的剥离子朝向。弯曲的尖端朝向骨面使用。

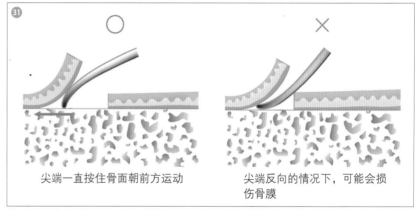

尖端一直按住骨面朝前方运动　　尖端反向的情况下，可能会损伤骨膜

注意剥离子尖端的朝向。绝对要让剥离子的尖端贴着骨面前进。

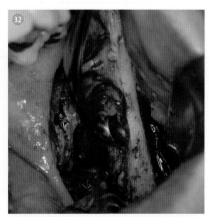

正确的挖匙朝向。挖匙的尖端刃口要朝向骨面进行剥离。

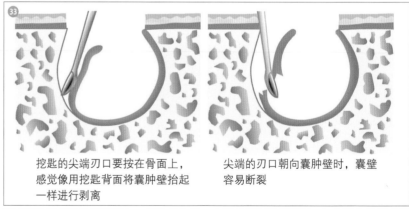

挖匙的尖端刃口要按在骨面上，感觉像用挖匙背面将囊肿壁抬起一样进行剥离　　尖端的刃口朝向囊肿壁时，囊壁容易断裂

绝对要注意挖匙的尖端朝向。挖匙的尖端一直顶住骨面进行剥离。如果反向使用容易使软组织断裂。

（4）在牙颈部用刀将环状韧带切断分离

· 对翻瓣时附着紧密的环状韧带，将刀倾斜到与骨膜平行
的程度后将其切断分离❸不要用剥离子将其撕碎。

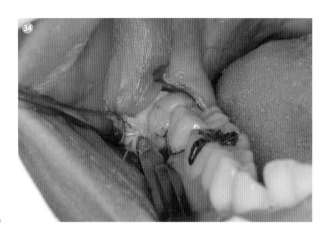

❸放倒手术刀将环状韧带（箭头）切断分离。

2. 剥离方法的种类

（1）用剥离子剥离❸

（2）用纱布卷剥离❸❸

· 所谓纱布卷就是在剥离时所用的一小团卷起的纱布。用
牙钳夹住这团纱布，像擦东西一样进行剥离。这样可以
用柔和均一的压力钝性剥离组织。

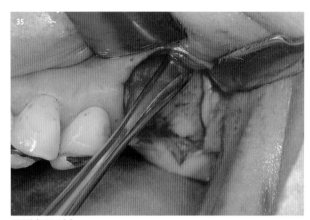

用剥离子剥离。

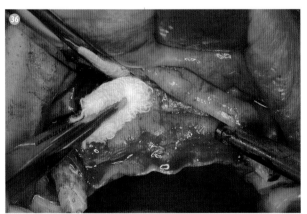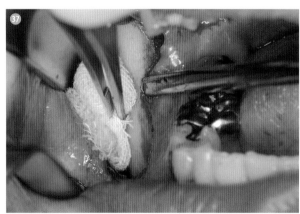

❸❸用纱布卷剥离。可以一边擦拭血液，一边用柔和的压力钝性而广泛高效地分离。

第4章

基础手法②
缝合、结扎、拆线

基础技巧中对缝合感到棘手的牙科医生很多。原本切开翻瓣就能顺利拔除的牙，因为不想缝合而没有切开这样勉强进行拔牙。不善于缝合的理由我认为是缝针的选择，或持针器的使用方法，或打结的方法等基础没有扎实的学好造成的。学习本章的这些要点，反复练习消除自己不擅长缝合的想法吧。学习了要点后，剩下的只是不断地反复练习。

缝合的基础

1. 缝针断面的种类和用途

▶有"圆针"和"角针"。"圆针"的断面是圆形的不容易切开组织，所以用于缝合薄脆的组织。

"角针"的断面有角，容易切开组织，用于缝合厚硬的组织。

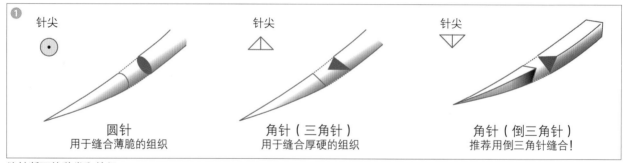

缝针断面的种类和特征。

▶角针分为"三角针"和"倒三角针"，"三角针"的弯曲内侧有角，在打结的时候容易将组织撕裂。相对的

"倒三角针"不容易撕裂组织，所以用"倒三角针"比较好。

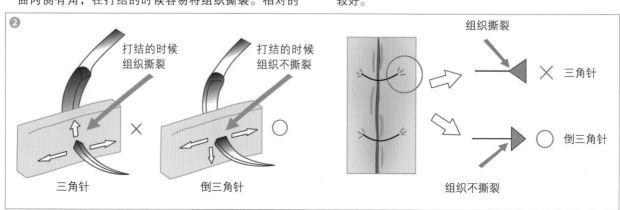

用"三角针"打结的时候容易将组织撕裂。

2. 缝针弧度的种类和大小

▶ 虽然弱弯（3/8）的针经常被使用，但口腔内的缝合用强弯（1/2）的针才最容易。弧度不同的针大小也不同，应根据部位和空间选择合适的大小❹。龈乳头颊舌向缝合时，用直针比较容易。

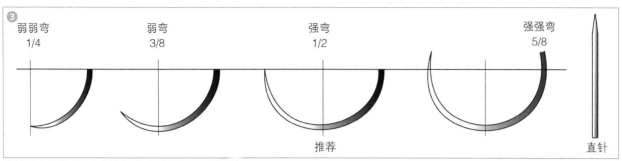

弱弱弯 1/4	弱弯 3/8	强弯 1/2	强强弯 5/8	直针
		推荐		

缝针弧度的种类。根据创口部分选择容易缝合的针。

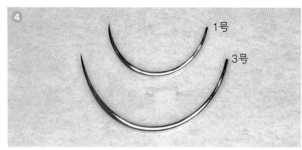

❹缝针的大小。根据部位和空间选择大小合适的缝针是熟练缝合的诀窍。口内龈乳头颊舌向缝合时，用大号针或直针比较容易缝合。

3. 缝合线的种类和用途

▶ 缝合线的种类可以3种方式分类：①可吸收和不可吸收；②天然线和合成线；③单股线（monofilament=单一纤维）和多股线（polyfilament=多根纤维编成，捻成一根线）。

缝线的种类和特征

吸收性	可吸收	肠线，PGA（聚乙醇酸），PDS
	不可吸收	丝线，尼龙线
材料	天然	肠线，丝线
	合成	尼龙，PGA（聚乙醇酸），PDS
纤维❺	单纤维	尼龙，PGA，PDS
	多纤维	丝线

▶ 代表性的尼龙线和丝线的特征和用途

（1）尼龙线（monofilament）
· 便于清洁，摩擦小容易松解
· 紧拉打结时组织容易撕裂
· 需要打3次或4次结
（2）丝线（polyfilament）
· 抗张力强，材质柔软方便操作
· 打结不容易松解
· 容易沾染污垢
　根据手术内容，缝合组织，拆线时间等区别使用。

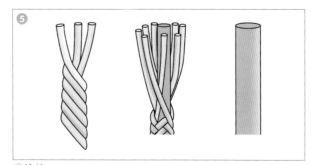

①捻线
②编线
③单一纤维

4. 持针器的种类和持握方法

▶ 有"Mathieu""Mayo-Hegar""Castroviejo"等种类。牙周外科多用"Castroviejo"型，口腔外科多用"Mayo-Hegar"型。各有各的特点，所以用自己习惯的就好。本书以"Mayo-Hegar"为例❻～❽。

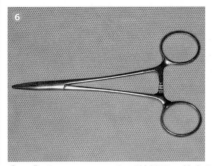
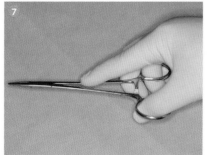
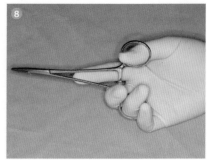

❻～❽ "Mayo-Hegar"型持针器。基本上手指要插入孔内。但放入手指时，持针器运动时的自由度就变小了。

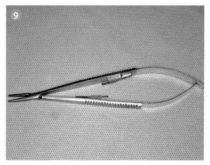
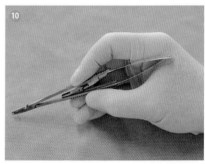

❾❿ "Castroviejo"型持针器。执笔式持握，持握方便缝合容易。牙周外科领域经常使用。

▶ 持针器的持握方法可以分为将手指插入的"手指持握式"❼❽和不插入手指的"手掌持握式"⓬。"手指持握式"是把大拇指和无名指插入环孔中。中指贴在无名指的环上，食指如❼❽所示贴在轴上固定。良好的缝合需要把针与黏膜相垂直插入⓴㉑，但由于位置所限，用手指持握式有时很难做到垂直进针⓫。这种情况改用手掌持握式⓬。另外有些情况还可能需要反手的手指持握式⓭。

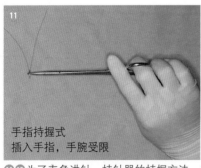
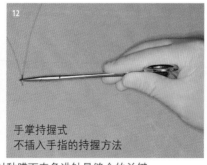
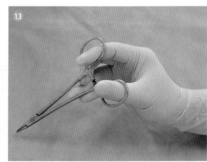

手指持握式
插入手指，手腕受限

手掌持握式
不插入手指的持握方法

⓫⓬为了直角进针，持针器的持握方法。对黏膜面直角进针是缝合的关键。

⓭反手的持针器持握方法。

5. 持针器的动作方式

▶ 手掌持握式的持针器是在手腕的延长线上，而且手腕的自由度大，所以缝合容易⑭。

▶ 术者在创口的延长线上，正对创口坐着时缝合容易。这时前臂与创口平行，持针器所夹持的缝针与创口垂直，所以缝合容易⑮。

▶ 创口和持针器平行是良好缝合的关键⑮⑯。

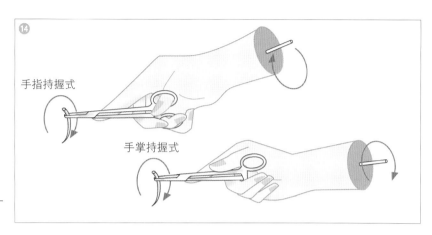

⑭ 手指持握式和手掌持握式的动作方式。手掌持握式时持针器和手腕的运动轴一样，所以缝合容易。

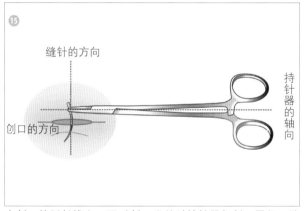

在创口的延长线上，正对创口坐着时持针器与创口平行，缝针与创口垂直，所以缝合容易。
创口和持针器平行（=创口和缝针垂直）是良好缝合的关键。

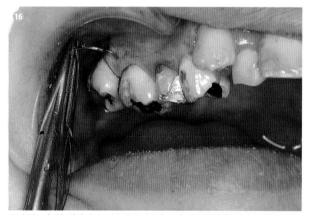

上颌智齿的垂直切口的缝合很难，但如果能把持针器放到与创口平行的位置，缝合就简单了。

6. 针的夹持方法

▶ 要夹住针的哪里呢？

· 夹住靠近针眼的1/3部分，让针与持针器保持直角。

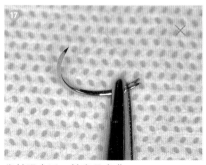

靠针眼太近。针容易弯曲。

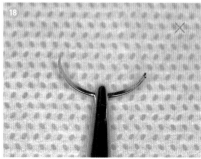

靠针眼太远。针尖不容易穿出组织。

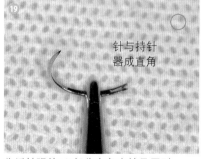

靠近针眼的1/3部分直角夹持是原则。

7. 刺入角度

▶ 针与黏膜表面成直角刺入 [20] [21]。为了以这个角度刺入，Mayo-Hegar型持针器最好以手掌持握式持握。手指持握式由于手腕用力屈曲、角度小，不能完全将骨膜缝起，打结时组织容易撕裂，或者创口两侧难以完全吻合。

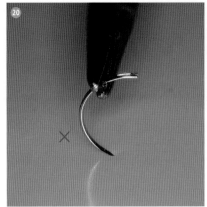

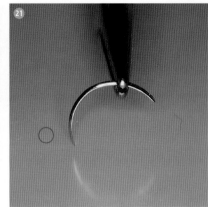

角度小 　　　　　　　与黏膜成直角

8. 缝合组织的方法和缝合骨膜的方法

▶ 确保缝针通过骨膜是不让组织撕裂良好缝合的要点。

▶ 以直角刺入组织连骨膜一并缝起，先让针出来一次 [22]。

▶ 另一侧的组织如果剥离了，就可以完全缝起骨膜 [23] [24]。

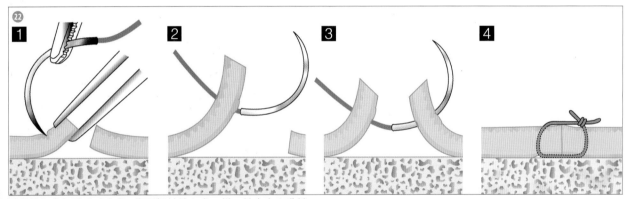

1 进针角度与黏膜成直角=像要把针盖上去一样，针尖直立进针。

2 连骨膜一并缝起，先让针出来一次。

3 另一侧骨膜也要直角进针，沿着针的弧度，像画圆一样穿出。

4 因为缝合深到骨膜，创口断端全层接触。创口可以短时间漂亮地愈合。

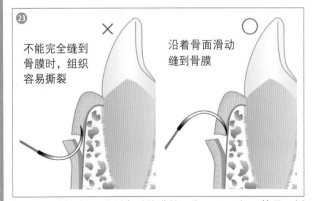

不能完全缝到骨膜时，组织容易撕裂　　　沿着骨面滑动缝到骨膜

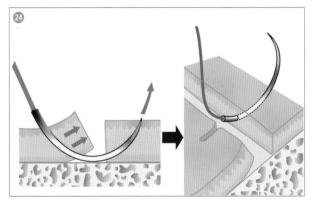

切口另一侧组织无法剥离时的进针。像Partsch切口等另一侧组织不想剥离或难以剥离的时候，从剥离侧进针时，难以穿透未剥离侧的骨膜，组织容易撕裂（左）。这种情况从未剥离侧先进针。直角进针刺到骨面后沿着骨面滑动，这样可以充分缝到骨膜。

不把针完全取出就直接缝另一侧的瓣，组织可能撕裂，而且另一侧瓣难以缝到骨膜。

9. 出针的方法

▶ 与针的弧度相适应，沿着针弯曲的圆周运动，从组织中穿出㉕。

▶ 如果出针的方式没有沿着针的圆周，则组织容易撕裂。

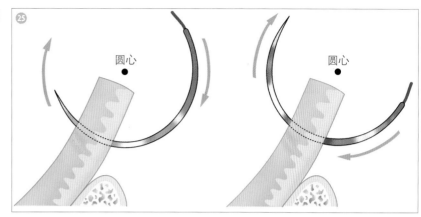

㉕ 圆心   圆心

㉕出针方法。

10. 对合创口的方法

▶ 创口紧密对合的诀窍是：

①对黏膜直角进针

②缝到骨膜

组织厚的时候：

③进针点距离切开线相等

④距离表面的深度相等

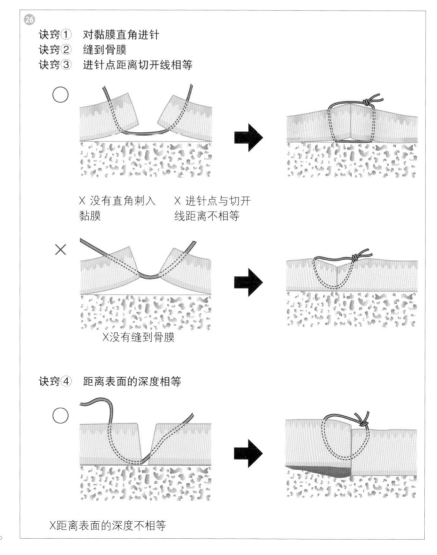

㉖

诀窍① 对黏膜直角进针
诀窍② 缝到骨膜
诀窍③ 进针点距离切开线相等

○

× 没有直角刺入黏膜   × 进针点与切开线距离不相等

×

×没有缝到骨膜

诀窍④ 距离表面的深度相等

○

×距离表面的深度不相等

㉖对合创口方法。

11. 可动黏膜上长创口的高级缝合方法

▶可动黏膜一旦切开就会收缩变形，所以缝合完一看，有时切口的一端可能会有多余的组织。在创口的一侧用组织镊插入，夹住牵拉，就能和创面自然贴合，漂亮地缝合。

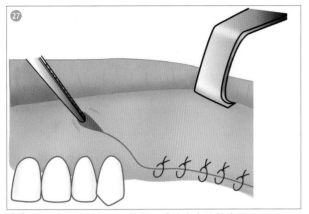

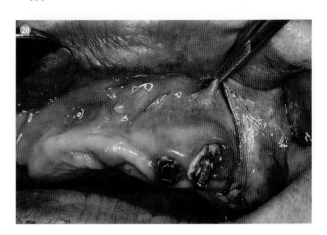

㉗㉘可动黏膜的长切口，拉紧一端缝合会比较容易。

12. 缝线数

▶缝线过多、线间距过窄等，组织缺血，愈合延迟。

13. 结不要打得太紧

▶结打得太紧，组织缺血，愈合延迟。

14. 间断缝合，垂直褥式缝合，水平褥式缝合

▶为了避免创口裂开，根据手术内容、组织厚度等采用不同的缝合方法㉙。

▶通常采用间断缝合。褥式缝合创面的密贴程度很高，所以用于组织张力大或创口不能裂开的时候。

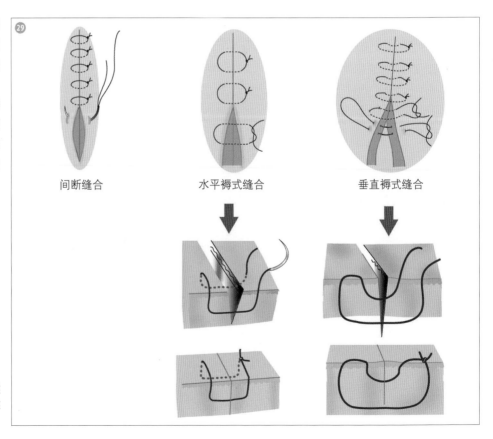

间断缝合　　　水平褥式缝合　　　垂直褥式缝合

㉙总体来说，组织厚的时候用垂直褥式缝合，薄的时候用水平褥式缝合。

结扎方法

* ❸⓪～❸② 引用、改编自下间正隆所著《用彩色图解看外科手术的基础》，东京：照林社，2004。

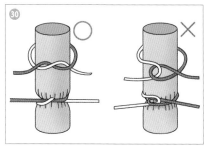

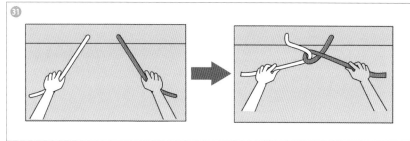

不松的打结法

○：右侧的红线向左，左侧的白线向右牵拉，拉紧。

×：右侧的红线向右，左侧的白线向左拉，线只是缠在一起，拉不紧，而且容易断。

❶⑦不让结扎线扭转的3种小法。
①打结前先让线交叉。
②打结中左右的线换手。
③结扎最后两手交叉。

结扎打结的平面如果在结扎者身体水平面以上，将线左右牵拉打结，线容易扭转。也就是说，右侧的线向左、左侧的线向右牵拉，这是打紧线结的基础。

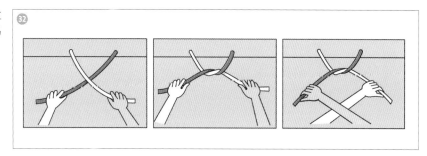

缝合方法

1. 外科结❸③

* ❸③❸④引用、改编自觉道健治等编《可能发生的问题及解决方法 牙科临床研修手册》，京都：永末书店，2002。

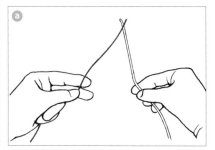

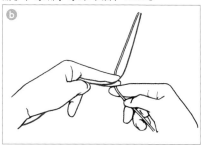

两手的拇指和食指拿住线，红线末端用左手的中指和无名夹住。请注意这时白线和红线已经交叉了。

ⓑⓒ将白线沿着左手中指的侧缘边滑动边向所示方向旋转。

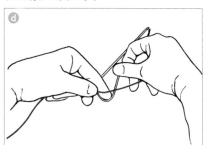

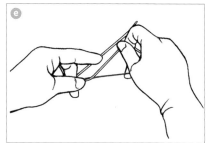

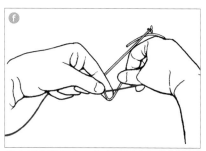

左手食指的指肚将白线交叉到红线上，这个交叉点用左手拇指按住，用左手食指的指尖旋转白线。

右手先松开所拿白线，将白线在红线上顺时针旋转缠绕后，再次拿住。

用左手食指指尖，将白线再在红线上顺时针绕一圈。

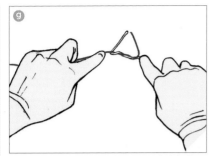

慢慢地用双手食指将结拉紧。请注意线是缠绕了两圈。

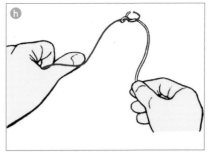

左手拇指侧缘搭住红线，拇指指背拉紧红线并用左手握住，右手用拇指和食指拿住白线。

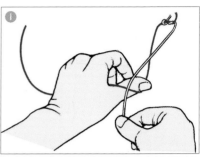

从左手拇指内缘将右手拿住的白线搭到左手拇指，两线在左手指背交叉。

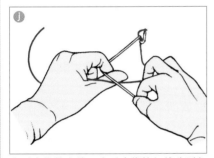

左手食指拉白线，右手中指拉红线分别向外侧牵引。

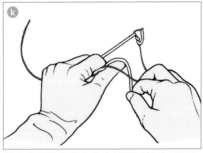

用左手拇指的指尖使白线逆时针（从下向上）缠绕红线。

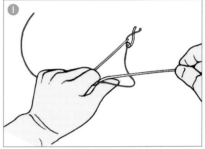

右手先松开所持白线，待白线绕红线转一圈后，再拿住白线。

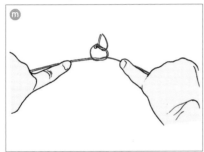

两线换手（或双手交叉），用两手食指将结拉紧。

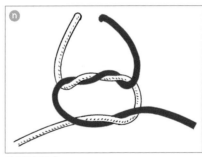

外科结完成。

2. 器械打结 ❽

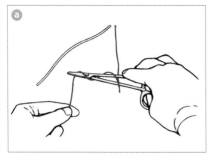

ⓐ

缝线的一头（红线）拉出，白线留10cm左右的长度，将红线在持针器头部缠绕。

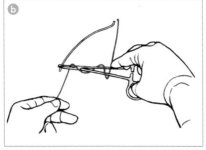

ⓑ

用缠绕红线的持针器去夹持另一头的缝线（白线）。

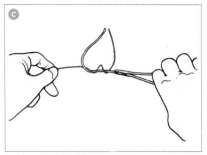

ⓒ

将持针器缓慢后拉。

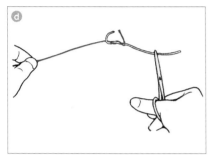

ⓓ

拉紧结，线缠绕两次。

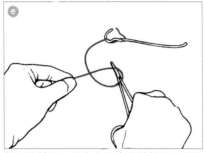

ⓔ

松开持针器，反方向再次在持针器上缠绕红线。

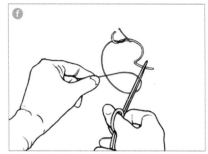

ⓕ

夹持白线尖端。

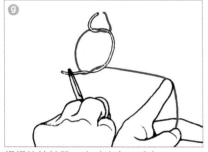

ⓖ

慢慢拉持针器，这时注意双手交叉。

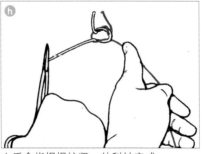

ⓗ

左手食指慢慢拉紧，外科结完成。

拆线方法

拆线的方法

▶ 术后1周左右拆线。注意错误的拆线可能造成创口感染。

▶ 将埋在组织中干净的部分稍微掏出，贴近黏膜面剪断，不让污染的部分从组织中通过 ㉟。

㉟拆线的方法。将埋在组织中干净的部分稍微掏出，贴近黏膜面剪断。

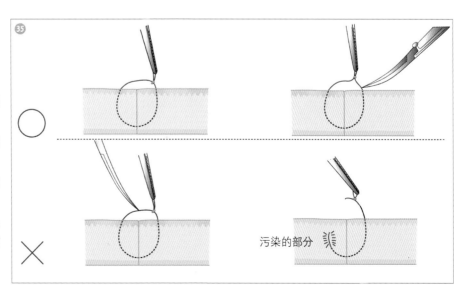

㉟

污染的部分

第5章

局部麻醉①
浸润麻醉、下颌神经阻滞麻醉

患者对牙科治疗持有的印象中，"疼痛""可怕"是占绝大多数的。如果局部麻醉注射可以无痛，起效后的治疗也不痛，患者舒适地做完治疗，对牙科治疗的印象就会改变，信赖度也会提升。另外，术中患者如果疼痛，无法进行完善的手术。局部麻醉下的手术，最重要的就是不让患者感到疼痛。请掌握良好起效、没有疼痛的局部麻醉吧。

"局部麻醉"是
拔牙、手术成功的关键！

"拔牙和手术做得好"之中包含着"局部麻醉做得好"。局部麻醉不起效，感到疼痛的同时手术无法做到位，有时不得不终止手术，丧失了患者的信赖。

要点1 良好的局部麻醉

①局部麻醉本身无痛 ②麻醉效果确切 ③不引起全身或局部的并发症

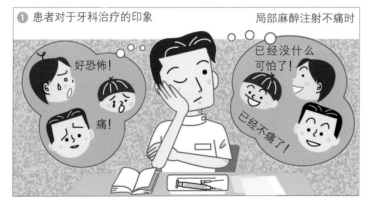

❶ 患者对于牙科治疗的印象

好恐怖！

痛！

局部麻醉注射不痛时

已经没什么可怕了！

已经不痛了！

❶能做到"无痛且有效的局部麻醉"，就不会觉得牙科治疗可怕了。

用无痛且有效的局部麻醉
预防全身并发症！

牙科治疗中全身性并发症的大部分都是与局部麻醉相关而发生的"Dental Shock（牙科休克）"。其原因大多是恐惧心理、不安等"精神压力"和疼痛等"身体压力"。不让患者恐惧，不让患者疼痛，就可以预防全身性的并发症，这一点请好好理解（参见第6章）。

要点2 预防全身性并发症

①不让患者恐惧和紧张 ②不让患者感到疼痛

注射时疼痛的原因

要做到无痛局部麻醉注射，首先要知道注射时疼痛的原因。

1. 局部麻醉疼痛的原因

▶要做到无痛局部麻醉注射，首先要知道注射时疼痛的原因。局部麻醉疼痛的原因有：

①注射针造成的组织破坏

②局部麻醉药物注入造成的组织内压增高

③局部麻醉药物的温度

等3点，也就是说：

①用细针注射

②在有可动性的可以缓冲注入压力的部分注射，且要不加压力缓慢注射

③用和体温相近的麻醉药物

这样注射时，注射疼痛就会轻很多。

（1）注射针造成的组织破坏产生的疼痛（=受注射针粗细的影响❷）。

▶注射针越细对组织的破坏越小，所以疼痛也越小。但用细针如果用高压力快速注射，反而疼痛感会更强。这个原理与用水管浇水时水管直径和水流速度的关系是一样的。把水管口用手指捏细的话，水就会以高速喷到很远❸❹，同理，用细针快速强压推动麻醉药物管的推杆，麻醉药物会以高速从针尖喷出，疼痛感强。

▶麻醉药物管推杆的推注速度和注射针头流出局部麻醉药

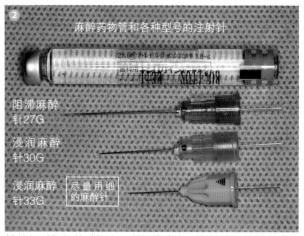

麻醉药物管和各种型号的注射针

阻滞麻醉
针27G

浸润麻醉
针30G

浸润麻醉
针33G 尽量用细的麻醉针

针越细对组织的破坏小，所以疼痛小。但针越细局部麻醉药物流出的速度就更快，会更痛。这与用水管浇水时水管直径和水流速度的关系是一样的❸❹，所以关键是用越细的针就要越慢注射。

物的速度，与麻醉药物管跟针头的半径之比的平方成反比。假设半径相差20倍，针尖出麻醉药物的速度将是推杆推进速度的400倍。假设推杆的速度是1cm/s，针尖出麻醉药物的速度就是400cm/s。也就是说，越细的针头就要越慢去推注，这非常重要。临床实验表明1.8mL的麻醉药物管，在可动黏膜中2分钟打完一支，几乎感觉不到疼痛。

水管直径和水流速度的关系
❸普通的直径，水流以普通的速度流出，在近处落下。
❹同样水压下，用手指将水管口捏细，水流会猛地冲到很远。

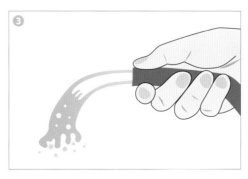

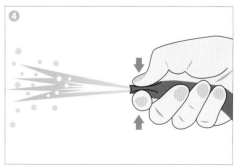

（2）局部麻醉药物注入造成的组织内压增高（=受组织的硬度、密度与注入速度影响）

▶局部麻醉药物注入造成的组织内压增高也是疼痛产生的原因。在柔软、密度低的组织内，注射产生的压力被缓冲，组织内压不容易上升，所以疼痛轻。但如果用同样速度一下子注射到附着龈或者龈乳头内，会非常痛。想

要无痛麻醉，首先在膜龈联合的可动黏膜区域注射，颊侧牙龈都麻醉以后再在龈乳头区注射。

（3）局部麻醉药物的温度

▶麻醉药物的温度和体温差距越大越容易感到疼痛，所以不要用刚从冰箱里拿出来的麻醉药物。恢复到室温或者加热到体温后再注射。

要点3 局部麻醉疼痛的原因

①注射针造成的组织破坏　②局部麻醉药物注入造成的组织内压增高　③局部麻醉药物的温度

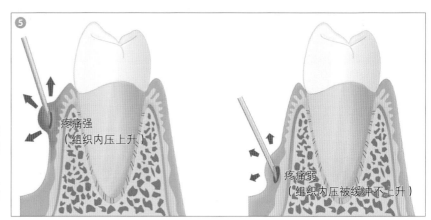

❺注射部位不同，疼痛也不同。

左：附着龈、龈乳头区域注射。组织硬且致密，所以组织内压上升，疼痛强烈。

右：可动黏膜区域注射。组织疏松可以变形，所以能缓冲组织内压，疼痛轻微。

疼痛强
（组织内压上升）

疼痛弱
（组织内压被缓冲不上升）

无痛浸润麻醉的要点

1. 充分说明和沟通

▶消除患者的不安感很重要。不安感是疼痛的增强因素。如果有不安和紧张，对疼痛会敏感，感觉更强。充分沟通，消除患者的不安和紧张。

2. 使用表面麻醉

▶干燥牙龈，隔湿，最少等2分钟❻~❽。

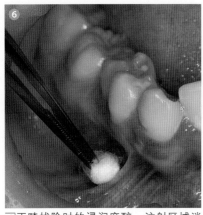

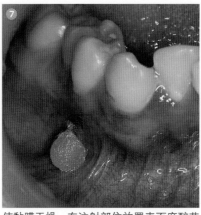

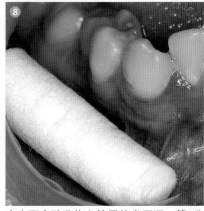

❹正畸拔除时的浸润麻醉。注射区域消毒。

使黏膜干燥，在注射部位放置表面麻醉药物。

在表面麻醉药物上放置棉卷隔湿，等2分钟。

3. 细注射针

▶ 用33G❷。

4. 在可动黏膜注射

▶ 拉紧黏膜，可动黏膜区域（膜龈联合部）的黏膜下（1mm左右深处），像打出个水疱一样慢慢地将麻醉药物管内1/4左右药物注入❾。

▶ 可动黏膜的组织疏松可以变形，注射产生的组织内压上升被缓冲掉，疼痛轻微（参考❺）。

5. 在骨膜旁、骨膜下注射

▶ 再等2分钟，等注射处下面的骨膜都被局部麻醉药物浸润麻醉后，再向深处进针❿。在骨膜旁（比骨膜浅的骨膜附近）或者骨膜下❿⓫，慢慢注射。骨膜已经被麻醉，所以骨膜下注射也不会痛。关于骨膜下注射还有争议，但骨膜下注射的效果更高。

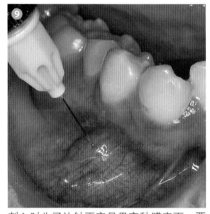

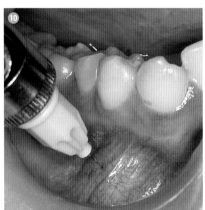

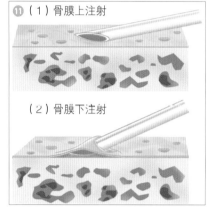

刺入时为了让针更容易贯穿黏膜表面，要拉紧黏膜，在可动黏膜处进针。在黏膜下方将麻醉药物管内1/4左右药物注入，形成水疱。等2分钟让麻醉药物浸润麻醉骨膜。

根尖部的骨膜上注射（骨膜旁注射）。骨膜下注射疼痛强烈，一般不推荐，但骨膜旁注射骨膜被麻醉就不痛了，在麻醉药物起效不好的情况下做骨膜下注射也可以。等5分钟后再开始处置。

骨膜上注射和骨膜下注射。
（1）骨膜上注射。在比骨膜浅的地方注射。骨膜有屏障作用，起效时间慢，效果下降。
（2）骨膜下注射。触及骨面，在骨膜下注射。这个时候最初在黏膜下注射的麻醉药物浸润到骨膜时就不会痛。

6. 药液流出的速度

▶ 想着从针尖流出的速度，不施加压力，尽量缓慢注射。注意注射针越细，药液的流出速度越快，疼痛越强。这些在41页有详细描述❸❹。考虑到麻醉药物管和注射针头的直径不同，尽管麻醉药物管的橡皮塞移动缓慢，麻醉药物在针尖也会快速喷出。手指注射对速度的调节困难时，可以使用电动注射器。

7. 需要大范围麻醉时

▶ 需要大范围麻醉的时候，如果在麻醉药物隆起的边缘麻醉药物已经起效的范围内注射，那么疼痛就只在第一次刺入时有⓬。有人担心刺入点多时局麻醉药物会漏出，但用33G的细针时漏出很少。

8. 注射结束后等待5分钟以上再开始处置

▶ 要耐心等待局部麻醉药物浸润到骨内。

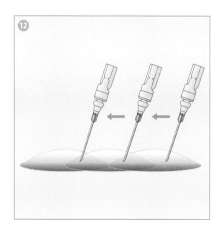

⓬大范围麻醉的时候，在最初注射起效的范围边缘处追加注射，这样不痛。

9. 拔牙时的麻醉

▶内科处置时只需在唇颊侧注射，拔牙的时候还需要在腭侧或舌侧的牙龈注射。从已经麻醉的唇颊侧的龈乳头向舌侧穿刺，麻醉腭侧或舌侧⑬~⑮⑰。

10. 牙周膜间隙内注射也有效果⑯

▶有观点认为牙周膜间隙注射能引起干槽症，但并没见到有统计学意义的干槽症发生率上升的报道。

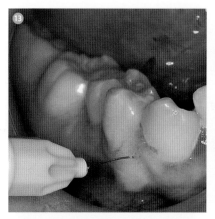
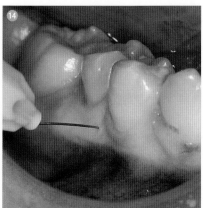

⑬近中龈乳头部。拔牙时舌侧牙龈也要注射，但舌侧放置表面麻醉药物比较困难，所以从颊侧的龈乳头进针向舌侧穿透，将舌侧的龈乳头麻醉。内科处置时根尖部注射不起效时可以在龈乳头部追加。颊侧牙龈已经麻醉了，所以根尖部的注射后接着注射龈乳头部就可以了。
⑭远中龈乳头部。

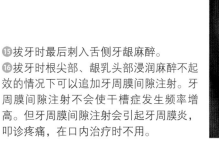

⑮拔牙时最后刺入舌侧牙龈麻醉。
⑯拔牙时根尖部、龈乳头部浸润麻醉不起效的情况下可以追加牙周膜间隙注射。牙周膜间隙注射不会使干槽症发生频率增高。但牙周膜间隙注射会引起牙周膜炎，叩诊疼痛，在口内治疗时不用。

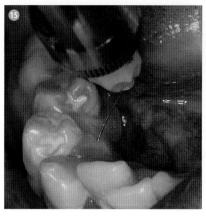
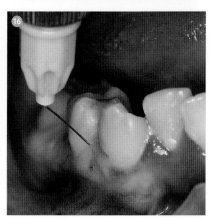

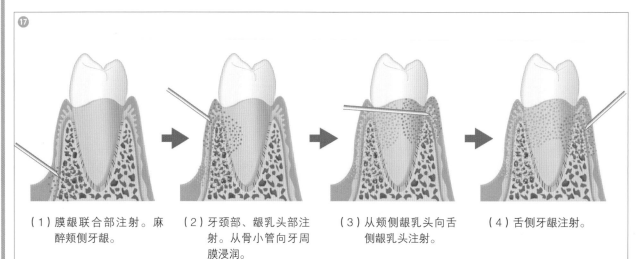

（1）膜龈联合部注射。麻醉颊侧牙龈。　（2）牙颈部、龈乳头部注射。从骨小管向牙周膜浸润。　（3）从颊侧龈乳头向舌侧龈乳头注射。　（4）舌侧牙龈注射。

逐步向舌侧牙龈注射的方法。

浸润麻醉起效难的原因

1. 使用麻醉效力低的局部麻醉药物

▶麻醉效果、持续时间方面，盐酸利多卡因强于盐酸丙胺卡因（因局部麻醉药物自身及血管收缩剂的效果不同而有所差异）。

3. 注射量少

▶局部麻醉药物要经过骨膜、皮质骨、骨髓，到根尖时已经扩散、稀释了，所以要保证充分的注射量。

5. 没有等到起效

▶局部麻醉药物通过皮质骨到达根尖区域需要一定时间。注射后最少等待5分钟。

2. 皮质骨致密且厚

▶下颌磨牙区，皮质骨致密且厚，所以局部麻醉药物很难到达根尖部。

4. 有炎症

▶炎症病灶组织的pH偏酸性，局部麻醉药物的特性是在酸性环境下效果减弱。另外，组织液有稀释作用，更不容易起效。

6. 不安、紧张强烈

▶不安、紧张都是疼痛的增强因素。

浸润麻醉良好起效的要点

没有特殊的秘籍。按照以上叙述的顺序"选择效果强的局部麻醉药物""选择容易起效区域""足量注射""充分等待"就是关键点。

1. 选择麻醉效果强的局部麻醉药物

▶麻醉效果、持续时间方面，盐酸利多卡因强于盐酸丙胺卡因，血管收缩剂的效果也有差异，麻醉效果、持续时间、止血效果上都是盐酸利多卡因更好。

2. 注射到容易起效的位置

▶要充分熟知从注射到起效为止经过的路线⑱。
（1）前牙区、前磨牙区，上下颌都只注射膜龈联合处即可。
（2）磨牙区，上颌可只注射膜龈联合，下颌要注射膜龈联合加上龈乳头。下颌磨牙区皮质厚，到根尖距离远，麻醉药物不容易起效。期待麻醉药物能从牙颈部的牙周膜间隙和牙槽嵴顶的骨小管浸润下去，所以在龈乳头区注射。这时已经将颊侧牙龈麻醉了，所以注射不会痛。
（3）拔牙时必须在腭侧、舌侧牙龈注射。

3. 等到麻醉起效为止

▶用如前所述的无痛注射法将1支麻醉药物都注射时，等5分钟以后再开始治疗。

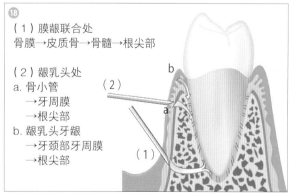

⑱
（1）膜龈联合处
骨膜→皮质骨→骨髓→根尖部

（2）龈乳头处
a. 骨小管
　→牙周膜
　→根尖部
b. 龈乳头牙龈
　→牙颈部牙周膜
　→根尖部

注射部位和局部麻醉药物的渗透路径。下颌磨牙的颊侧皮质骨厚，仅在膜龈联合处注射起效较难，所以颊侧牙龈麻醉后，在牙颈部、龈乳头处追加注射。

4. 第一次要充分起效

▶麻醉效果消失，开始疼痛后再追加注射时，疼痛阈值降低，起效更加困难，所以第一次麻醉务必充分起效。治疗时间可能很长时，请预先多注射一些。

5. 注射量

▶口内治疗，1.8mL的麻醉药物注射半支就足够了（所以有1.0mL的麻醉药物制品在卖），但拔牙的时候还是要多打一些保证切实奏效。笔者普通拔牙注射1支1.8mL麻醉药物，埋伏智齿拔除时一开始注射2支。

要点4 最糟糕的局部麻醉

①使用麻醉作用弱，麻醉持续时间短的局部麻醉药物
②担心血管收缩剂对全身状态的影响而只注射少量麻醉药物
③很忙，想早点结束，就在麻醉药物完全起效前开始治疗了
④麻醉没有起效，而是告诉患者"马上就完了"让患者忍着继续治疗
这些都是引发全身并发症的原因

下颌神经阻滞麻醉

通常在一般牙科治疗中用浸润麻醉就足够了，但牙髓或牙周组织的炎症很强的情况下，只靠浸润麻醉可能无法达到完全无痛的状态。或者，皮质骨很厚的下颌磨牙区的治疗，完全埋伏的智齿的拔除、颌骨囊肿的摘除等颌骨病变手术的时候，只做浸润麻醉不够，有必要做"下颌神经阻滞麻醉"。

"下颌神经阻滞麻醉"常被人敬而远之，但在浸润麻醉不起效的时候还是有用的，务必请大家学会这项技术。

下颌神经阻滞麻醉的特点

1. 优点和被敬而远之的理由

▶下颌神经阻滞麻醉的确是在盲视下将注射针插入组织深处的手法，但熟知注射部位的解剖学形态并抓住操作中的要点，是可以将"敬而远之理由"的③④⑤预防好的。另外⑥⑦根据处置内容不同有时也是优点。

优点	敬而远之的理由
①麻醉范围广 ②麻醉持续时间长 ③刺入点少（相对①②效果而言） ④有炎症也容易起效 ⑤可以减少局部麻醉药物的用量（相对①②效果而言）	①盲视下刺入很深，术者害怕 ②注射针很长，患者害怕 ③有损伤神经的风险 ④担心注射到血管内 ⑤效果不确切 ⑥麻醉范围太广而感到不舒服 ⑦麻醉时间过长而感到不舒服 ⑧担心会感染

2. 下颌神经阻滞麻醉瞄准的并不是下颌孔或下牙槽神经

（1）没有必要瞄准下颌孔和下牙槽神经
（2）可以认为是对翼下颌间隙的浸润麻醉
▶外侧是下颌升支的内侧面，内侧是翼内肌，后方是腮腺，前方是颊肌。翼下颌间隙是被这些结构包围的容积约2mL的间隙。这个间隙内有下牙槽神经，舌神经[19][20]。

在翼下颌间隙内注射局部麻醉药物时，局部麻醉药物最后会浸润下牙槽神经、下颌孔，取得麻醉效果。没有必要瞄准下颌孔或下牙槽神经，但是针尖距离下颌孔越近越早起效，麻醉效果越好，持续时间越长。

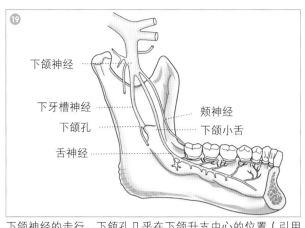

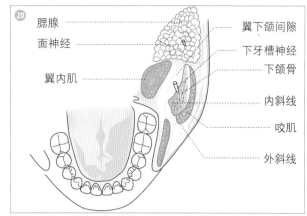

下颌神经的走行。下颌孔几乎在下颌升支中心的位置（引用改编自：野间弘康.彩色拔牙的临床.医齿药出版）。

下颌神经阻滞麻醉的注射区域水平断面［引用改编自：山根源之.解剖与麻醉.齿界展望1988;92(4):873］。

下颌神经阻滞麻醉方法的实际操作

1. 注射器和注射针

▶需要用回吸确认是否刺入血管，所以需要用有回吸功能的注射器。注射针用27G、30G的阻滞麻醉针。

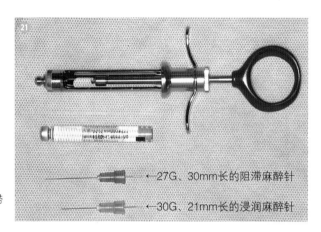

㉑下颌神经阻滞麻醉用注射器和注射针。注射器要回吸，所以用有圆环的注射器。注射针，有人建议用下方的30G、21mm长的浸润麻醉针，但这种针几乎全长都要没入组织内，如果断针有无法取出的风险。用上方的27G、30mm长的阻滞麻醉针，刺入2/3左右。

←27G、30mm长的阻滞麻醉针

←30G、21mm长的浸润麻醉针

2. 患者的状态

▶大张口时进针点与下颌孔的距离变短，注射容易，所以让患者尽量大张嘴。术者的拇指放在下颌升支前缘的内斜线上，其他4根手指从口外抓住下颌升支后缘，掌握下颌升支的深度（前后径）和向外侧展开的情况（下颌升支越向后越外展）㉒。下颌孔从上下方向及前后方向上都几乎在下颌升支的中央㉓，所以瞄准触诊范围的最中心。

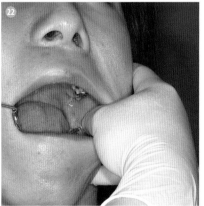

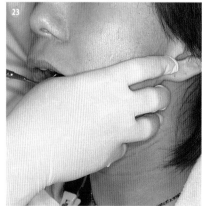

下颌升支的前后径，外展情况的触诊。下颌孔几乎在下颌升支的中央，所以在口内用拇指感知内斜线㉒，在口外用其余4指触及下颌升支后缘㉓，确认下颌升支前后径及外展情况后，瞄准中央进针。

3. 进针点

▶让患者张口，触到下颌升支前缘，内斜线。注意在决定进针点的时候，如果用手指或口镜使劲向外牵拉颊黏膜，进针点会向外移动。

▶刺入点做表面麻醉后，内斜线和翼下颌皱襞中央的凹陷

部分中，距𬌗平面10mm之上的位置是进针点。注意进针点过低时只能麻醉舌头。无牙颌的患者在颌间皱襞的最深处进针。

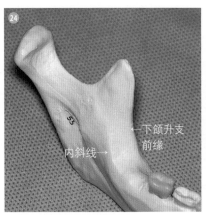
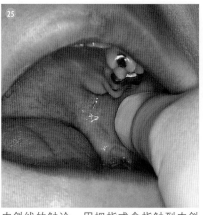
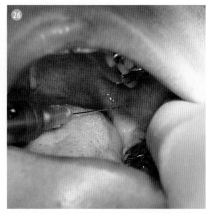

下颌升支前缘，内斜线区域。

内斜线的触诊。用拇指或食指触到内斜线。内斜线在下颌升支前缘的内侧。

进针位置。内斜线和翼下颌皱襞的中央的凹陷部分，距离𬌗平面10mm之上的位置就是进针点。

4. 进针角度

▶进针角度小，和下颌升支内面平行时，针尖容易穿到后方，所以为了容易到达骨面要将角度做大，在对侧下颌第一和第二前磨牙附近与平面平行进针。

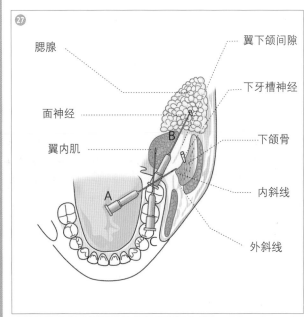
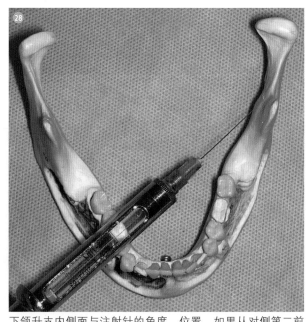

注射针的角度（引用改编自与⑳相同文献）。
A：刚好的角度。从对侧第二前磨牙附近的角度进针
B：角度小就会和下颌升支内面平行，容易进针过深
C：角度太小会刺入翼内肌。

下颌升支内侧面与注射针的角度、位置。如果从对侧第二前磨牙附近的角度进针，针尖会确切地碰到下颌升支内侧面。针尖轻轻接触骨面注射时，麻醉起效早，效果确实。

5. 进针深度

▶关于进针深度，从紧邻内斜面后方的进针点开始，10mm左右深的位置麻醉效果就很充分地"近位阻滞麻醉法"也有被报道过。但这种方法的注射位置距离下颌孔较远，被认为有起效慢、麻醉效果弱的可能，所以还是推荐用以前的方法。

▶进针的黏膜面到下颌孔的距离为15~20mm，进针到阻滞麻醉针（27G，30mm）的2/3左右，针尖触及下颌升支内侧的骨表面。如果进到这种深度仍然无法触及骨面，则角度过小，不要再继续进针，先将针尖抽回到黏膜下，将角度增大后再进针。在进针很深的地方改变进针角度或者用针尖找寻骨面等，都是断针或血管、神经损伤的原因，请不要尝试。

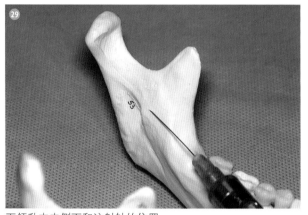

下颌升支内侧面和注射针的位置。

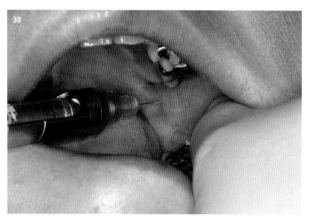

进针深度。进针到27G、30mm的阻滞麻醉针的2/3左右，轻轻触及骨表面。如果进到这种深度仍然无法触及骨面，则进针角度过小，将针尖抽回到黏膜下，将角度增大后再进针。

▶角度太小，会注射到翼内肌，造成开口困难。

▶有时候会出现舌和下唇都麻醉了，但磨牙部颊侧牙龈没有被麻醉的情况，这是颊神经没有被麻醉所造成的。颊神经在下颌孔上方分支，横过下颌升支前缘，向颊侧发出，支配下颌磨牙区颊侧牙龈，所以只在下颌孔做传导阻滞麻醉，磨牙处的颊侧牙龈仍然会痛。这时可以在𬌗平面的延长线上的下颌升支前缘注射。

6. 注射量

▶首先要回吸，确认回吸无血再注射。如果有血，则稍微退回针尖，再回吸没有血就可以注射了。翼下颌间隙的容积约2mL，所以将麻醉药物（1.8mL）1支都注入。

▶针尖如果在翼下颌间隙内，注射不需要用力。需要很大压力的情况是注入翼内肌了，要重新进针。注意注射的过程中针尖的位置不要逐渐变深。

7. 注射后的处置

▶为了促进局部麻醉药物的扩散，早点起效，让患者做4~5次大的开闭口运动。

下颌神经阻滞麻醉的
要点总结

1. 针尖触不触到骨面?

▶卷折,抽出的时候容易产生问题,所以有人认为不应该触及骨面。但如果针尖在触及骨面的位置注射,麻醉药物可以沿着下颌升支内侧面的骨表面扩散,容易到达下颌孔。因此这样麻醉药物起效快,不容易被稀释,麻醉效果好。针尖离开骨面时,麻醉药物起效慢,每次注射的麻醉效果都不同等,造成麻醉效果不确切的问题(敬而远之的理由⑤)。笔者认为轻触骨面是产生确切麻醉效果的关键。

2.阻滞麻醉不起效的原因

(1)注射部位远离下颌孔

①进针过深到达下颌升支后缘附近㉗B。

▶水平位下,麻醉药物潴留在下颌升支后缘,不光不能起效,还有产生一过性的面神经麻痹。

②进针太靠内侧注入翼内肌㉗C。

▶局部麻醉药物停留在肌肉内无法起效。这也是治疗后张口疼痛、张口困难的原因。注射时的压力可以区分。

(2)注射量过少。

(3)有其他神经支配(下颌神经副支,颊神经,磨牙后神经)。

要点5 **下颌神经阻滞麻醉起效要点**

①把握下颌升支的前后宽度和外展情况

如㉒㉓那样把握下颌升支的前后宽度和外展情况。下颌孔几乎在下颌升支中间,所以可以预估大概的位置。

②进针角度略放大一些,从对侧第二前磨牙附近进针。

不要和下颌升支内侧面平行,要使针头容易到达下颌升支内侧骨面。

③进针深度不要太深(在阻滞麻醉针长2/3以内),轻触下颌升支骨面。

④注射后,让患者大张嘴4~5次,促进局部麻醉药物扩散。

要点6 **下颌神经阻滞麻醉并发症的预防方法**

①开口困难——原因为注射到翼内肌,形成血肿

扩大进针角度,不在进针很深时改变角度,不用针尖刺探。

②舌、下唇感觉迟钝麻木——原因为下牙槽神经损伤,舌神经损伤

不进针过深(2cm以内),扩大进针角度,不用针尖刺探。

实际的发病率很低,有报告称0.04%[齐藤一彦,日本齿科麻醉学会杂志,1992;20(3):514]

③面神经麻痹

与下颌升支平行并进针过深可能造成面神经麻痹,为一过性,局部麻醉药物效力消失,麻痹也会消失。

④局麻中毒——原因为注射到血管内

回吸有血时,针尖稍微退回到浅一点的位置注射。

⑤下唇的咬伤

要告知患者麻醉药物效果消失后再进食。

要让患者进行无痛舒适的牙科治疗，下颌神经阻滞麻醉是非常有效的技术手段。不要害怕，请一定熟练掌握。

浸润麻醉、下颌神经阻滞麻醉的总结

笔者认为从改变患者"牙科治疗很可怕，很痛"的印象，从消除患者对牙科治疗的厌恶感的观点出发，或者从预防牙科治疗中全身的并发症（参见第6章）的角度出发，"无痛局部麻醉""有效局部麻醉"不仅是拔牙或手术，而且是整个牙科治疗中的重中之重。

即使拔牙或手术时间延长，只要这个过程中不痛，患者都是可以耐受。在做日常的临床工作中，希望大家能多用心学习一下如何熟练掌握局部麻醉技术。

局部麻醉②
与局部麻醉相关的全身性并发症

包括拔牙在内的牙科治疗中的患者的全身状态发生突变、恶化，这是牙科医生最棘手的问题。局部麻醉药物注射后发生这些情况，很容易就认为是"局部麻醉药物过敏吧？""全身过敏反应吧？""局部麻醉药物中毒吧？"等这些复杂的事情。但实际上大半是"害怕"和"疼痛"的压力（心理的、肉体的）等所谓"牙科休克"。局部麻醉过程中会发生什么、为什么发生、发生了要如何应对，请大家认真学习。

局部麻醉
和治疗中全身状态的突变、恶化

1. 牙科治疗中的全身状态的突变、不适，什么时候容易发生？

▶在局部麻醉注射中和注射后立刻发生全身状态的突变、不适，绝大多数是麻醉引起的❶。也就是说，通过平安完成局部麻醉，就能避免全身状态的突变、不适的发生。

❶ "局部麻醉注射中和注射后立刻"非常多！"齿科治疗中"的24%里，也有治疗开始后局部麻醉影响持续所造成的。全身问题的发生与局部麻醉有很大关系。

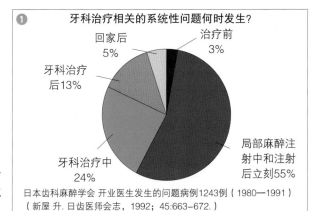

❶ 牙科治疗相关的系统性问题何时发生？

- 治疗前 3%
- 回家后 5%
- 牙科治疗后 13%
- 牙科治疗中 24%
- 局部麻醉注射中和注射后立刻 55%

日本齿科麻醉学会 开业医生发生的问题病例1243例（1980—1991）
（新屋 升．日齿医师会志，1992；45:663-672.）

与局部麻醉相伴的全身性并发症

神经性休克 （神经源性休克）	也称疼痛性休克，牙科休克。占全身性偶发症状的80%～90%
肾上腺素过量反应	通常10～15分钟缓解
过呼吸综合征	原因多为不安、紧张。年轻女性多见
局部麻醉药物过敏	速发型（过敏性休克） 迟发型（荨麻疹，皮肤发红）
局部麻醉药物中毒	痉挛等
内科疾病恶化	高血压，心绞痛，糖尿病等

与局部麻醉相伴的全身性并发症的原因分类

由于注入药物发生的	①肾上腺素过量反应 ②局部麻醉药物过敏 　·局部麻醉药物本身 　·麻醉药物中所含添加剂、防腐剂 ③局部麻醉药物中毒
精神性因素	①神经性休克 ②过呼吸综合征
内科疾病恶化	血压上升，心动过速

2. 全身状态的突变、不适的表现有哪些？

▶ "疼痛性休克"（还有神经性休克，牙科休克，一过性脑缺血等名称）占绝大多数，第二位是"过呼吸综合征"。包括血压上升，都是由不安、恐惧心理、紧张等精神压力和疼痛容易引发。

▶ 全身状态一旦发生突变，容易马上想到是局部麻醉药物过敏或中毒，但实际上只占极少部分。

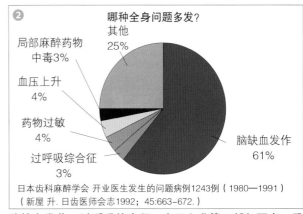

❷ 哪种全身问题多发？

- 其他 25%
- 局部麻醉药物中毒 3%
- 血压上升 4%
- 药物过敏 4%
- 过呼吸综合征 3%
- 脑缺血发作 61%

日本齿科麻醉学会 开业医生发生的问题病例1243例（1980—1991）
（新屋 升. 日齿医师会志1992；45:663-672.）

脑缺血发作、过呼吸综合征、血压上升等，都与不安、恐惧、紧张等精神压力和疼痛有密切关系。不让患者感到不安、恐惧、紧张、疼痛，就可以预防全身性的问题发生。

3. 局部麻醉时全身状态的突变、不适的原因和机制是什么？

▶ 不安，恐惧心理，紧张（精神压力）和疼痛（身体压力）刺激交感神经，使血压上升、心率加快。另一方面，疼痛刺激副交感神经的迷走神经，引起三叉、迷走神经反射，造成血压下降、心动过缓（牙科休克）。

▶ 全身状态一发生突变，容易认为是局部麻醉药物本身或局部麻醉药物所含的肾上腺素（外源性肾上腺素）的问题，但要知道1.5～2支麻醉药物管中所含的肾上腺素的量对心血管系统产生不了很大影响。

▶ 恐惧、疼痛、紧张的时候，体内会分泌肾上腺素（内源性肾上腺素），已经知道这种内源性肾上腺素的影响更大。"不让患者恐惧""不让患者紧张""不让患者疼痛"做到这"三不让"，使内源性+外源性的肾上腺素总量降低才是最关键的。

▶ 最重要的是知道备洞或充填、拔髓、拔牙等牙科治疗行为本身并不会对心血管系统产生直接影响，而与治疗相伴的不安、恐惧、疼痛才会产生影响。

要点1 局麻时全身状态的突变、不适的发生机制

不安，恐惧，紧张（精神压力）和疼痛（身体压力）等原因造成血压上升和心率加快，另外三叉神经和迷走神经反射造成血压下降、心动过缓（牙科休克）。

要点2 要避免牙科治疗中全身状态的突变和系统性问题发生，就要做到"不让患者恐惧""不让患者紧张""不让患者疼痛"

重要的是做好充分的沟通，以及无痛且有效的局部麻醉。

神经性休克（晕厥）

也可以称作"疼痛性休克""牙科休克"，但严格意义上这并不是休克。而是可以被称为脑缺血发作或血管迷走神经反射的一种不适感。它是牙科治疗中发生的**全身性并发症里发生频度最高的**，占全部的80%～90%。

1. 原因

▶ 精神压力（不安，紧张，恐惧感）和身体压力（疼痛）造成交感神经紧张，使血压上升、心率加快，而身体要恢复正常，使副交感神经工作降低血压和心率，而这种作用过度发展到血压下降、心动过缓的地步就成了休克状态。

▶ 口腔的疼痛、刺激是对口腔区域的副交感神经——迷走神经的直接刺激，可以引起血压下降、心动过缓。

2. 症状

▶ 快的时候在局部麻醉药物注射后开始，数分钟内发生。特点是迷走神经兴奋造成的**心动过缓和血压下降**。还有表现为面色苍白、不适、恶心、冷汗等症状。

▶ 也可能有一过性的意识丧失，但是发展为不可逆的休克是非常罕见的。

3. 应对方法

▶ 水平位双腿弯曲，保持10分钟左右即可恢复（休克体位）。

▶ 并不是真的过敏性休克，所以不必惊慌。**真性过敏性休克时会伴有皮肤荨麻疹或红斑，面部或黏膜水肿等症状，可以加以区别。**

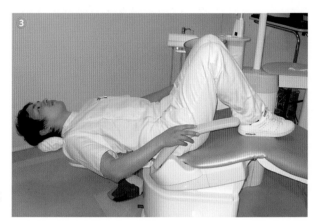

❸休克体位。 怀疑是神经性休克时，立刻终止治疗，采取水平位，为方便呼吸顺畅解开衣服，让患者深呼吸。

4. 预防方法

▶ 用充分的沟通减轻精神压力（不安，紧张，恐惧感），以及无痛局部麻醉（参见第6章）可以预防休克发生。

肾上腺素过量反应

肾上腺素过量反应是指机体麻醉药物中所添加的作为血管收缩剂的肾上腺素反应过强的现象。过量反应并不是过敏。局部麻醉后数分钟内出现心悸不适，但10～15分钟就会恢复。

1. 原因

▶ 发生在肾上腺素过量给药，血管内给药，肾上腺素敏感反应体质，肾上腺素易感系统性疾病（高血压，甲亢，褐色细胞瘤等）的患者等。

2. 症状

▶ 心动过速，血压上升，不安，兴奋，头痛等。

▶ 实际工作中肾上腺素的影响，在注射后3～4分钟开始，10～15分钟消退。所以充分说明让患者放心。

3. 应对方法

▶ 停止治疗，静养。说明这是一过性的，让患者安心，观察状态。

4. 预防方法

▶ 减轻精神压力（不安，紧张，恐惧感）和身体压力（疼痛）很重要，充分的沟通与无痛局部麻醉注射是关键点。

▶ 注意勿使肾上腺素过量，另外，注意不要注射到血管内。

▶ 想得到充分的麻醉效果，而且想减少肾上腺素的给药量的时候，可以用不含肾上腺素的盐酸利多卡因以注射器稀释，或者使用不含肾上腺素的局部麻醉药物（比如盐酸丙胺卡因或苯赖升压素）。

过呼吸综合征

"过呼吸综合征"是因为不安紧张等心理反应发生过呼吸从而引起各种症状，所以发生频率相对较高。年轻女性居多，以前多有发生过呼吸的经历，因此问诊很重要。

1. 原因

▶ 不安、紧张、恐惧感等精神压力和疼痛等身体压力造成深度频繁的呼气（过通气）而使二氧化碳过多排出体外，血液中的二氧化碳分压降低，血液的pH偏碱性（= 呼吸性碱中毒），发生各种症状。

2. 症状

▶ 呼吸次数增加（过呼吸），呼吸困难，不适，口唇周围、手足的麻木感，肌肉强直（助产士手④）等。

▶ 这些症状使患者更加不安，而紧张容易造成过呼吸困难越来越严重。多数血压和心率不会变化。

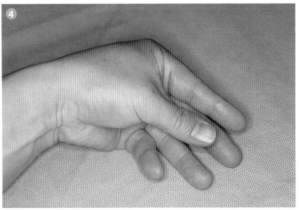

助产士手。过呼吸造成呼气中排出过量的二氧化碳，血液中的二氧化碳减少，血液的pH偏碱性（=呼吸性碱中毒）。这种状态下血中钙离子浓度减少，其结果是末梢神经兴奋度亢进，从而造成麻木和肌肉强直为特征的手指症状（被称为助产士手）。

3. 诊断

▶ 根据上述症状容易做鉴别诊断，但有时候手指紧张僵直（助产士手④）不明显。

4. 预防方法

▶ 由不安、紧张、疼痛等原因容易引发，所以减轻精神压力（不安，紧张，恐惧感）和身体压力（疼痛）很重要。用充分的沟通以及无痛局部麻醉就可以预防。观察治疗前、治疗开始后患者的呼吸状态（次数，深浅的状态）

5. 应对方法

► 用憋住气，慢慢呼吸，呼出气体再吸入的方法应对。患者在不安的时候很难按照指示进行，首先让患者平静下来，让患者憋住气或慢慢呼吸。

► 为了使自己呼出气体中的二氧化碳再被吸入，升高血液中的二氧化碳浓度，用纸袋或塑料袋进行再呼吸（❺纸袋呼吸）。

► 如可以静脉给药，给予镇静剂（安定等5～10mg）。

► **如因诊断错误给吸氧，症状虽然不会改善，但也不会恶化，所以如果不能确诊也可以给吸氧。**

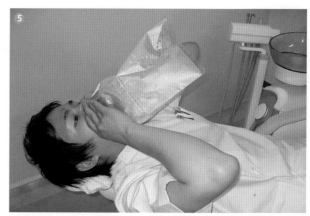

纸袋呼吸。呼气再被吸入，呼气中的二氧化碳也被再吸收，血液中的二氧化碳浓度上升，症状得到改善。

局部麻醉药物过敏

局部麻醉后的不适常被诊断为局部麻醉药物过敏而转来做过敏的详细检查，实际上诊断局部麻醉药过敏极为少见。根据口内观察，通过详细问诊有无局部麻醉的牙科治疗经历、不适时的症状和治疗、恢复情况等，几乎所有病例都可以否定是局部麻醉药物过敏。

局部麻醉药物过敏被严重地误解了，所以请各位认真理解。

1. 都有什么类型？

► 局部麻醉药物相关的过敏是"I型（速发型）"和"IV型（迟发型）"。

（1）速发型（anaphylaxis shock）

I型是因IgE产生的免疫应答。症状相同，与抗体抗原反应无关的严重过敏有相同的反应，这两者从临床症状上无法区别。

（2）迟发型

IV型与抗体无关。由细胞性免疫产生的反应。症状有接触性皮炎，荨麻疹等，2～3天后表现为发红。

※（1）（2）之中变成危重状态发生问题的是速发型（anaphylaxis shock）。

2. 对什么会发生过敏反应？

► 局麻注射液中所含的成分可能是过敏的原因吗？

（1）局部麻醉药物

盐酸利多卡因（Xylocaine）局麻注射液中含有利多卡因，盐酸丙胺卡因（Citanest）局麻注射液中含有丙胺卡因。

（2）血管收缩剂

盐酸利多卡因局麻注射液中含有肾上腺素，盐酸丙胺卡

因含有苯赖加压素。

（3）保存剂（防腐剂）

对羟基苯甲酸甲酯（羟苯甲酯）。

（4）酸化防止剂（稳定pH）

焦亚硫酸钠。

※这些成分中造成过敏的是（3）和（4）

▶关于（1）中的局部麻醉药物，现在使用的局部麻醉药物都是酰胺型，由酰胺型局部麻醉药物自身造成的过敏极少。局部麻醉药物过敏的报告几乎都来自牙科，而与牙科一样频繁使用局部麻醉药物的疼痛门诊方面则极少有报告。这样的事实表明所谓的过敏反应不是局部麻醉药物自身引起的，而是由于口腔这个敏感部分的注射行为引起。另外考虑到Xylocaine是作为可以静脉注射的治疗心律失常的药物，就知道Xylocaine自身的过敏是极少的。

▶关于（2）中的血管收缩剂，肾上腺素会导致血压上升而容易被当成不好的东西，但严重过敏休克的时候它是首选治疗药，而且体内也分泌肾上腺素，苯赖加压素同样是体内分泌的抗利尿激素的衍生物，所以不是过敏的原因。

▶（3）中的羟苯甲酯，作为防腐剂在食品、化妆品、医药品、肥皂、牙膏等中存在。几乎所有人每天都会接触，对于这样的东西出现皮炎等过敏症状的人要注意。因为日常接触的机会很多，以接触性皮炎和荨麻疹为反应表现出米。

各种局部麻醉药管里所含局部麻醉药物及添加物种类

商品名	血管收缩剂	防腐剂，稳定剂
Xylocaine	肾上腺素	焦亚硫酸钠 对羟基苯甲酸甲酯
ORA Inj.	肾上腺素（酒石酸）	焦亚硫酸钠
XYLESTESINTM–A	肾上腺素	无水亚硫酸钠
Citanest	肾上腺素（酒石酸）	焦亚硫酸钠 对羟基苯甲酸甲酯
Citanest–Octapressin	苯赖加压素	三氯叔丁醇 对羟基苯甲酸甲酯
Scandonest	（–）	（–）

3. 症状

（1）严重过敏症状
· 皮肤症状：面部到前胸的荨麻疹，发红，红斑，颜面水肿，瘙痒感
· 消化系统症状：呕吐，恶心，腹痛，腹泻
· 呼吸系统症状：喉头水肿，支气管痉挛，呼吸困难，声音嘶哑，喘鸣
· 循环系统症状：心悸，心动过速，血压降低，心律不齐

· 中枢神经症状：意识丧失，昏睡，痉挛
※严重过敏时，荨麻疹，红斑，颜面水肿，黏膜水肿等皮肤、黏膜症状是一定发生的。如果没有皮肤、黏膜发红、水肿等寻麻疹症状低血压和不适几乎都是牙科休克。
（2）迟发型过敏的症状
2~3天后表现为接触性皮炎，荨麻疹，发红。

4. 频率

▶局部麻醉药物的全身性并发症中，过敏反应在1%以下，其中80%以上是IV型（迟发型）过敏。根据专家的报道局部麻醉药物的严重过敏的发生频率为100万~150万人中1人，另根据Xylocaine麻醉药物的年销量推算出Xylocaine导致的严重过敏反应发生率为0.00007%，极为罕见。

5. 应对方法

▶以急救方法（ABC）为基准，真性严重过敏的发生极为罕见，而且受篇幅所限，关于急救处置这里不做详细描述。

▶如果担心肾上腺素的过量反应或添加剂造成的过敏，可以使用仅有局部麻醉药物局麻注射液中（商品名：Scandonest）。但因其麻醉效果弱，不含血管收缩剂而麻醉时间短，在创伤大和治疗时间长的处置中很少使用。

6. 预防方法（检查）

▶ 目前问诊是最有用及最普遍的预防方法。首先观察口内，问诊局部麻醉经验，有多少次发生过不适，当时的情况和处置，恢复情况等，这样多数可以否定局部麻醉过敏。严格意义上这不是可以预测严重过敏的试验，但真性的严重过敏及时在皮内试验时也可能发生。

▶ 体外进行的检查比较安全，血液检查有DLST（迟发型淋巴细胞刺激试验）及RIST法，RAST法等可以依赖检测公司，但结果不是绝对准确。

▶ 对患者直接试敏是看皮肤的反应（挑刺试验，划痕试验，皮内试验）。作为刺激试验也可以做眼黏膜反应、鼻黏膜反应、口腔黏膜反应，但真性严重过敏在试验中也会发生，请在做好万一发生可以应对的准备后再进行试验。

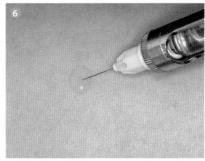

挑刺试验。将局部麻醉药物在前臂滴一滴，用注射针刺皮肤。

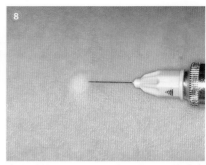

皮内试验。将局部麻醉药物注入前臂皮内，造成一个直径5mm左右的疱。

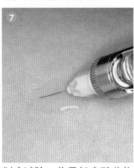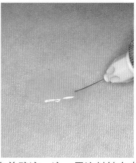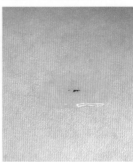

划痕试验。将局部麻醉药物在前臂滴一滴，用注射针在皮肤上划过。

局部麻醉药物中毒

所谓"局部麻醉药中毒"是由于局部麻醉药物过量或直接注射到血管内等原因，导致局部麻醉药物在血中浓度过高所引起的反应，以痉挛为典型症状。引起局部麻醉药物中毒的量，利多卡因需要500mg，这相当于Xylocaine局麻注射液中13.9支的量。也就是说，浸润麻醉一次注射14支时有发生的可能性，但牙科治疗不会注射这么多的量，**所以可以认为通常的牙科治疗的浸润麻醉不会发生这种情况。**

1. 原因

（1）局部麻醉药物给药过量
（2）直接注射血管内
（3）肝功能、肾功能低下，导致分解、排泄功能降低

2. 症状

▶ 低浓度时表现为中枢刺激作用，有不安、兴奋、多语、头痛、心率加快、血压升高等症状，血中浓度进一步升高会表现为抑制作用，出现心率减慢、血压降低、痉挛、意识丧失。

3. 预防方法

▶ 通常的牙科治疗不会发生，但要避免局部麻醉药给药过量，另外为避免注射到血管内，注意回吸操作。

4. 应对方法

▶ 采用水平仰卧位，吸氧，痉挛对症用安定（商品名CERCINE 地西泮）静脉注射。症状恶化意识丧失、呼吸停止的情况下要做心肺复苏急救。

内科疾病恶化

高血压和心脏病作为全身性疾病发生频率高，而且容易导致全身状态恶化，这里讲解一下这两种患者的局部麻醉药物区别使用及用量。主要问题在于血管收缩药物的种类和用量。

1. 肾上腺素

▶Xylocaine麻醉药物管1支中含有肾上腺素22.5μg（八万分之一）

（1）健康人的肾上腺素耐受量为200μg，所以200÷22.5=8.8，可以使用约9支。

（2）心脏病患者的肾上腺素耐受量为40μg，所以40÷22.5=1.7，可以使用约1.5支。但药物敏感性有个体差异，注意也有少量就可以引起很大反应的患者。

2. Citanest-Octapressin

▶4支以上冠状动脉的血流被抑制，可能引起心功能下降，所以请注意绝对不要以为Citanest-Octapressin多用也没关系。

本章总结

关于内科疾病的恶化，由于篇幅所限不详细展开，但要预防状态恶化，必须在确认患者治疗时的身心状态、服药状态、有无应急药物等的基础上，做到不让患者感到紧张的无痛注射。以往曾有过不是局部麻醉药物问题，而因当时的身体、心理状态而导致的全身性状态恶化的病例，所以要在患者进入诊室开始就观察其表情、脸色、步态、说话方式、说话量等情况，有一双看透患者状态的慧眼才是重要的。

第2部分

拔牙手技

第7章

牙钳拔牙

拔牙的时候使用哪种工具根据牙的状态而定，如果还残留有牙钳可以夹住的牙齿形态、体量、硬度，首先用牙钳拔牙是最基础的。不是说夹住往上拽，拔出来这么简单，这里有严格的理论。好好观察牙的状态，让使用牙钳拔牙变得更有效吧。。

牙钳拔牙的要点

有不少年轻的牙科医生认为"用牙钳拔牙时，患者看到又敲又夹的把牙拔出来会感到害怕，不漂亮。用一把牙挺就能拔牙才是高手"，其实是错误的。不同大学或机构可能各有各的方法流程，但说到底**在牙体残留有牙钳可以夹持住的形态、体量、硬度的情况下，用牙钳拔牙还是基本的**。

有人会说"用牙钳拔牙担心会断根，所以先用牙挺把牙挺松以后再用牙钳夹持拔出才是正确的"，但一下子牙根就断掉都是因为用力的方向错误所致，用牙钳拔牙才是基础。

牙钳拔牙相比牙挺拔牙对牙颈部的牙龈和牙槽嵴顶的伤害都小，特别是正畸治疗的减数拔牙（拔牙后的空间要移动牙齿，所以有必要让牙龈、牙槽骨的损伤最小化）或打算要种植的部位

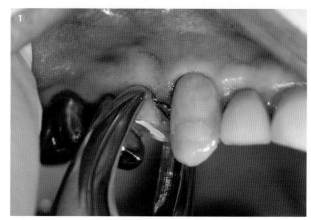

用与牙根大小、形态最接近的牙钳夹住牙颈部

的拔牙（不希望牙槽嵴顶高度降低），我认为大家应该容易理解这些情况是应该用牙钳拔牙的。特别是上下颌前牙直到前磨牙附近的颊侧骨壁多数很薄，强行用牙挺的话，颊侧骨板容易折断**只要还残留有能夹持的牙体，坚决应该用牙钳拔牙**。

要点 **牙钳拔牙的要点**

①基本的拔牙方法是牙钳拔牙！残留有能夹持的牙体时用牙钳拔牙。

②选用与牙颈部大小形态相适应的牙钳。

③牙轴和牙钳尖端的喙部的轴要保持一致。

④往外拉拽拔除的动作既危险又没效果。要在颊舌向上摇晃扩大牙槽窝再拔除。

⑤牙钳在颊舌向摇晃的时候，根据残存的牙量，要避免牙钳在容易滑脱的方向出现滑脱。

⑥单根牙可以施加旋转力。

适合用牙钳拔牙的牙齿

所谓适合用牙钳拔牙的牙齿是指残留有足够**牙钳夹持的牙体（形态，体量，硬度）的牙齿**。

但是，也有残存牙体形态牙钳难以夹持的，或者龋洞大、侧壁薄和牙体脆弱等情况，这时由于会发生牙钳滑脱、牙体折断碎裂等问题，不适合用牙钳拔牙。还有，固位稳固的多根牙或根分叉角度大的牙，不要一开始就用牙钳夹持，要用车针分根（参考71页），将多根变成单根后再用牙钳。

根尖弯曲的时候，有必要向根尖弯曲容易脱位的方向运动，但如果是近远中的弯曲，牙钳很难在近远中方向上摇晃，所以这种情况用牙挺更有效（参考第8章）。

牙钳的种类和选择

根据拔牙部位，有"上颌钳""下颌钳""前牙钳""前磨牙钳""磨牙钳"，"脱位牙钳"（也称分离牙钳）等种类❷。上下颌牙钳的区别是，一个弯的是下颌用，两个弯的是上颌磨牙用，但也有一个弯的上颌用的牙钳❸。上颌前牙用牙钳是直的，下前牙牙钳是有角度的鹰嘴钳。每个都采用了方便达到目标牙的角度，容易夹持的形态。

选择与要拔的牙的**牙颈部的大小和形态相适应的牙钳很重要**❹❺。理想状态是选用可以插入牙龈缘下并与牙颈部形态完全贴合的牙钳❻❼。

▶ 根据牙的部位选择牙钳很重要。
▶ 残根牙用"残根牙钳"，萌出的智齿用"脱位牙钳"（有上颌用、下颌用）更有效。

❷

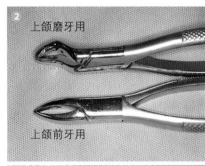
上颌磨牙用
上颌前牙用

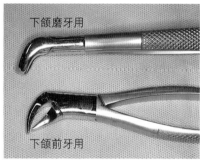
下颌磨牙用
下颌前牙用

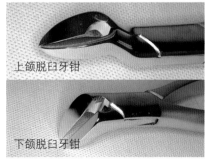
上颌脱臼牙钳
下颌脱臼牙钳

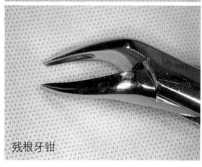
残根牙钳

❸
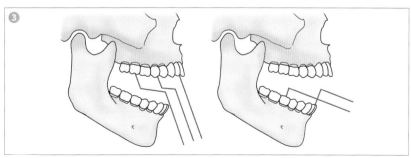

❸牙钳有上颌用和下颌用的区别。为了方便到达上颌磨牙区，上颌用的牙钳有两个弯曲。

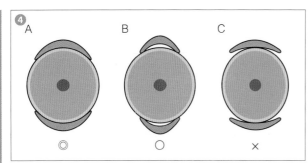

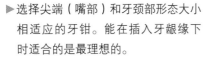

▶牙根与牙钳的关系用牙颈部横断面来说明：

◎ A最适合

○ B一侧有两个点夹持所以也可以

× C一侧只有一个点容易打滑

▶选择尖端（嘴部）和牙颈部形态大小相适应的牙钳。能在插入牙龈缘下时适合的是最理想的。

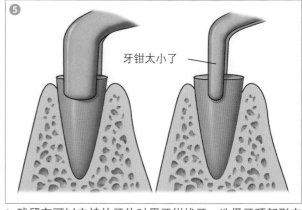

▶残留有可以夹持的牙体时用牙钳拔牙。选择牙颈部形态和大小相适应的牙钳。与牙根相比用尺寸小的牙钳，在牙体的狭小范围内集中受力，容易折断。

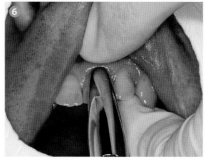

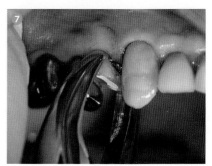

似乎会有人说"光是牙钳就要配这么多种太困难了，费用太高"，但所谓工具就是为了让操作在安全、便利的情况下，可以高效完成而被制造出来的，所以合理使用工具非常重要。虽然有"弘法大师不挑笔"的话，但我们这些凡人还是选一下的好。凑合用其他的东西，会在"操作不顺利，耽误时间，可能发生纠纷"等理由中陷入"讨厌拔牙—不熟练—更加讨厌拔牙"的恶性循环中。所以首先把工具选好吧。

牙钳的持握方法

在将牙钳放到与牙最适合位置之前要把手指放在钳柄之间，以方便调节开合的状态持握，在与牙颈部完全适合后用全部手指结实握紧。通常用正手握法，但根据患者体位、术者的位置、术者的主力手、牙的位置等，也有用反手握法更方便的时候，所以可以尝试各种握法。以舒服的、安定的姿势，方便用力的持握方法握住。

顺便说一句

▶看到某家牙科医院的宣传主页上写着"院长是XX大学口腔外科毕业的，拔牙很厉害。本院绝不用牙钳一样的东西拔牙。无论什么样的牙都可以用一把叫作牙挺的细长工具拔出来，所以一点不可怕"。不同大学的流派做法各有不同，可能只是用患者不会害怕作为卖点，但如果是真的那我觉得患者是有点可怜的。

▶把手指放在钳柄之间，调节开合与牙相适应。

▶根据术者的姿势（立位，坐位）和患者的体位（坐位，水平位）以及牙的位置，分别使用正手和反手。

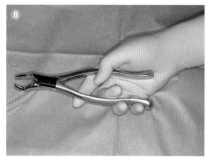

正手

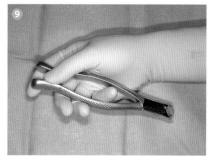
反手

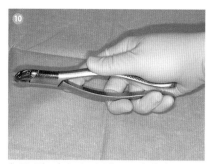
与牙颈部贴合后，以容易用力的方式用所有手指握住。

牙钳的运动方法

1. 夹住牙冠外形高点下方，理想的话进入牙龈缘下牢牢抓住牙颈部

2. 另一只手扶着

▶先用手术刀或探针将牙周环状韧带切开，可以减少牙龈损伤。

▶用另一只手的手指将软组织（嘴唇，颊侧黏膜，舌头等）排开，先从腭侧（舌侧）开始试牙钳是否合适。

▶为防止牙钳滑脱和感觉患牙及邻牙的活动，用另一只手扶着（有牙钳和邻牙接触使邻牙活动的情况，所以用手扶着感觉一下会更好）⑪⑫。

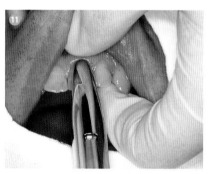

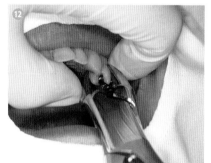

3. 牙轴要和牙钳嘴的轴向一致

▶牙轴要和牙钳嘴的轴向一致。

▶越靠后的牙牙钳越难进入轴向，容易偏斜需要注意。牙轴和牙钳的轴偏斜时，所施加的力无法产生有效作用。

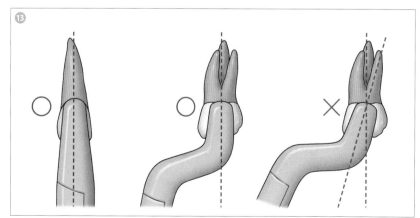

4. 将牙钳颊舌侧摇晃

▶如一开始用力过大，牙根和牙槽骨容易发生断裂，而且暴力会使患者恐惧。

▶牙不是硬拽拔除的，而是慢慢地以扩大牙槽窝的感觉⑭

⑮，用牙钳颊舌向慢慢的晃动。像钟摆一样的晃动着，逐渐加大颊舌向晃动幅度⑯。不要用力过大。

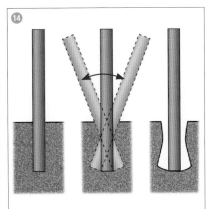

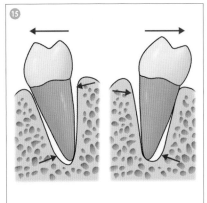

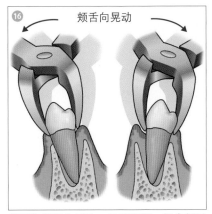

牙钳拔牙的原理。用牙钳拔牙的时候的要领和拔出木桩时的要领一样。把木桩左右晃动，周围的土会松动，就变得容易拔除了。

不要硬拽拔除，以扩大牙槽骨的感觉，颊舌向慢慢晃动。扩大红色箭头所指区域的骨。

朝牙齿颊舌向晃动，让牙颈部、根尖部周围的骨扩大而使牙脱位。

▶如果有在X线上无法看到的牙根的颊舌向弯曲，颊舌向晃动的时候，有抵抗力强的一边。这时为防止牙根折断，向抵抗力小的一边大幅度、向抵抗力大的一边小幅

度晃动⑰⑱。即使有弯曲，轻柔、慢慢地大幅度晃动，牙根也不容易折断。

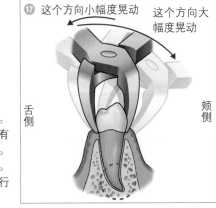

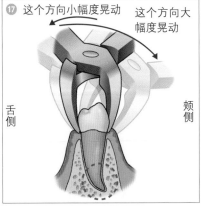

⑰牙根有颊舌向弯曲时牙钳的运动方法。⑱正畸用牙钳拔除第一前磨牙。根尖会有微微向颊侧的弯曲。向腭侧晃动比较难。即使是这样小的弯曲实际中都会有抵抗。为防止牙根断裂，不要向有抵抗一侧强行晃动。

▶不能硬拽拔除，要将牙冠部颊舌向慢慢晃动。最初先小幅晃，渐渐大幅晃动，这样可以扩大牙槽嵴顶和根尖部的牙槽骨。

▶如果一开始就用很大的力，牙根可能折断。

▶有抵抗的时候，向没有抵抗的一侧大幅晃动，有抵抗的一侧小幅晃动。

5. 颊舌向晃动时，根据牙体缺损的状态和残存牙量的不同，要注意牙钳容易滑脱的方向

▶因为残存牙量的不同有牙钳容易滑脱的方向⑲。

▶图中箭头相反的方向（X的方向）晃动时牙钳容易滑脱，请注意。

▶要向牙钳不容易滑脱的方向大幅晃动。

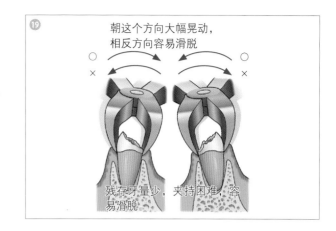

朝这个方向大幅晃动，相反方向容易滑脱

残存牙量少，夹持困难，容易滑脱。

6. 单根牙加上旋转更有效果

▶加上旋转会非常有效⑳。作为正畸治疗的一环，低位唇侧移位的尖牙的减数拔牙的时候，移位牙的颊舌侧大幅度晃动很难。这种情况下，颊舌向松动后加旋转力，会有"Q"的一下牙齿旋转着从牙槽窝里脱出的感觉。

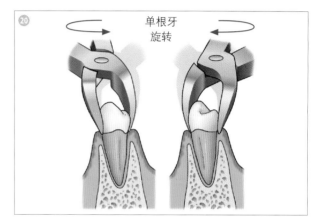

单根牙
旋转

7. 脱位牙钳的使用方法

▶脱位牙钳（又称分离牙钳）可以用来拔除没有牙根弯曲，垂直向或远中向萌出的智齿。牙钳的尖端是楔形的，作用于第二磨牙和智齿间的牙龈乳头部，将牙钳闭合会只对智齿产生楔形力，使其脱位。对第二磨牙不施加力量。

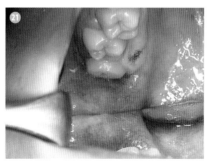

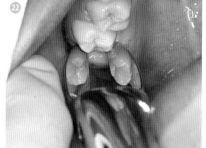

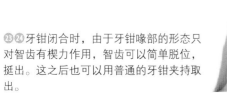

㉑脱位牙钳的使用方法（上颌）。对于萌出的智齿没有根尖的近中向弯曲的话，脱位牙钳很有效。
㉒在第二磨牙和智齿之间放置牙钳的尖端。

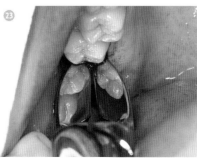

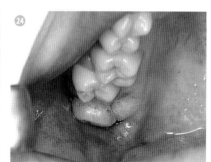

㉓㉔牙钳闭合时，由于牙钳喙部的形态只对智齿有楔力作用，智齿可以简单脱位，挺出。这之后也可以用普通的牙钳夹持取出。

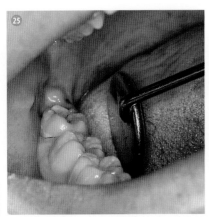

脱位牙钳的使用方法（下颌）对于萌出的智齿没有根尖的近中向弯曲的话，脱位牙钳很有效。

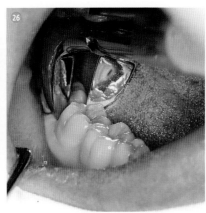

在第二磨牙和智齿之间放置牙钳的尖端。

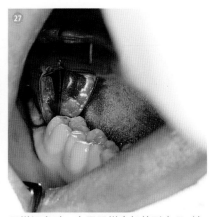

牙钳闭合时，由于牙钳喙部的形态只对智齿有楔力作用，智齿可以简单脱位，挺出。

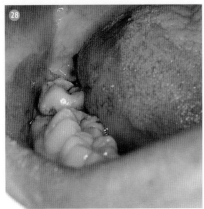

简单的脱位，已经高出𬌗面。

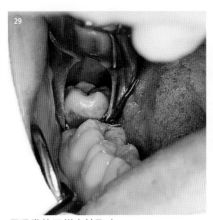

用通常的牙钳夹持取出。

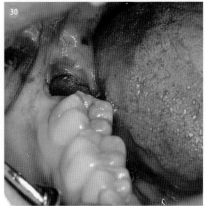

对牙龈几乎没有损伤。

牙钳拔牙的问题

用牙钳拔牙的时候，可能出现以下的问题，请注意。

1. 牙体的断裂，破碎

▶牙钳选择错误（形态，大小不合适）。
▶残存牙量少的情况（存在大的龋洞或窝洞，牙体缺损）。
▶牙质脆，牙质软的情况。

▶牙体碎裂会发出很大的声响，患者会被吓到，而且牙体变小后更加难拔。正确评价牙体的形态、体量、硬度，正确选择牙钳，不要用力过猛，就能防止牙体碎裂。

2. 牙根折断

▶刚开始就用力过猛。
▶忽视牙根的弯曲，向弯曲的反方向幅度晃动（参考⑰）

3. 牙钳滑脱造成对颌牙损伤

▶牙钳不合适造成滑脱。
▶硬拽拔牙造成滑脱。

4. 充填物、修复体、金属桩的分离或牙的滑落和误咽

▶用牙钳施加夹持力的话，充填物、修复体、金属桩等有时会从牙体上分离，请注意。另外，拔出的牙可能顺势从骨里飞出，从牙钳中滑脱，要注意有误咽的危险。

容易出现的错误

在牙钳拔牙中，有以下这些容易犯的错误，请注意。

①残存的牙体的形态、硬度、体积没有认真观察。

②牙钳尖端喙部的形态、大小与牙颈部不一致。

③牙根的轴向与牙钳的轴向不一致。

④硬拽拔牙（与牵拉的力量相比，颊舌侧倾斜晃动的力更重要）。

牙钳拔牙的实际操作①　右上4的拔牙（1）

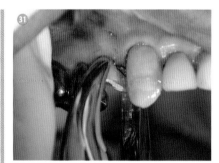
大小，形态合适的牙钳吻合夹到龈下。

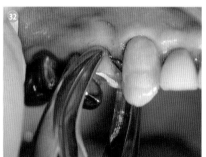
慢慢地向颊侧倾斜。

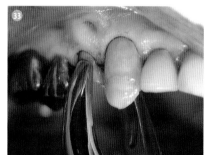
慢慢地向腭（舌）侧倾斜。

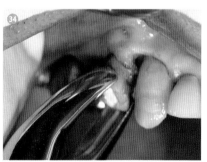
施加扭转力。

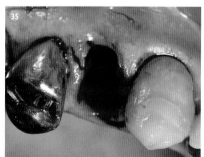
几乎没有出血，以牙周组织最小的损伤完成。

牙钳拔牙的实际操作② 右上4的拔牙（2）

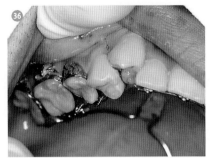
36

右上4需要减数拔牙。

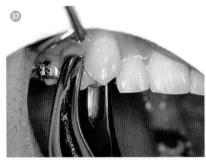
37

牙钳与龈下牙颈部吻合夹紧。

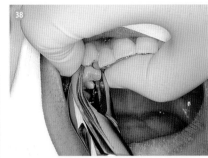
38

用手指扶住患牙。

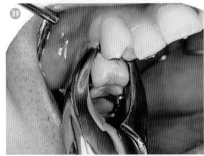
39

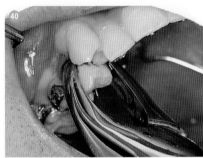
40

39 慢慢地向颊侧倾斜。
40 慢慢地向腭侧倾斜。

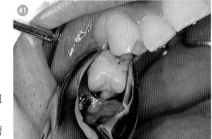
41

41 颊舌向倾斜晃动幅度渐渐增大，施加扭转力。
42 拔牙窝。如果用牙挺时颊侧牙龈、牙槽嵴顶的损伤大，而用牙钳则很小。

牙钳拔牙的实际操作③ 左下6的拔牙

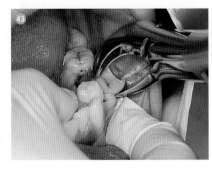
43

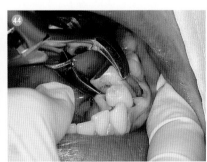
44

43 44 左下6的牙钳拔牙。不是朝上拽着拔出，而是颊舌向大幅度晃动使其脱位。

牙钳拔牙的实际操作④　磨牙分根后的牙钳拔牙

因为以下两点理由，磨牙需要分根后用牙钳拔除。

①多根牙，牙根长骨固位力好，用牙挺拔牙困难的情况。

②牙体残存状态是四周壁薄、中间窝洞大的情况，用牙钳夹持牙体导致碎裂的危险大。

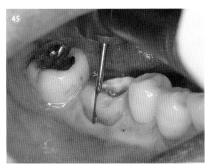

分根的要领，用车针沿着分叉部切断，分成近中和远中根。使用的车针是（ImplantburXXL）（德国·布拉塞乐公司制造，吉田销售）。

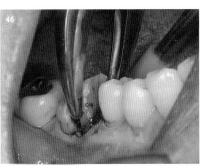

车针分根后，分别用残根牙钳夹持拔出。

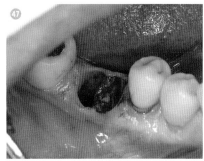

几乎没有牙周组织的损伤，出血也很少。

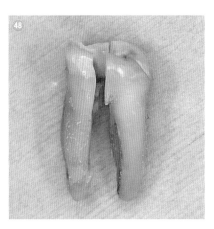

❹分根拔出的牙齿。不分根拔的话会很困难。

分根的理由

①多根牙，牙根长骨固位力好，用牙挺拔牙有困难。

②牙体残存状态是四周壁薄、中间窝洞大的情况，用牙钳夹持牙体导致碎裂的危险大。

牙钳拔牙的原理
"牙钳拔牙的诀窍是拔动木桩"

▶牙钳拔牙的要领与徒手把一个深埋地下的木桩拔出的操作一样。从木桩的四周推拉踢踹，前后左右晃动，使木桩的动度渐渐变大，一定时刻像画圆一样转动木桩就能拔出，拔牙和这些动作都是一样的。不是生拉硬拽拔出来的，而是靠牙钳颊舌向慢慢倾斜往复运动，渐渐扩大牙槽窝，施加扭转力就可以拔出来了。

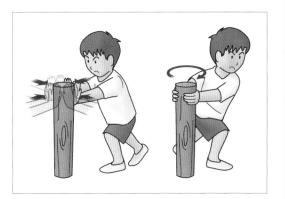

第8章

牙挺拔牙

根据牙齿的状态会有无法用牙钳拔除的情况，这就要用牙挺拔牙。当然，残根牙或埋伏牙等那样的牙多数要用牙挺拔牙。很难说年轻的牙科医生用牙挺用的都很好，经常看到只是盲目地捅来捅去，牙挺在空转还不采取任何措施而一直做同样的无用功的情况。请好好理解牙挺拔牙的要点，有技巧地拔牙。

牙挺拔牙的要点

对于没有完全萌出的牙或残根牙，牙质脆弱等，拔牙牙钳无法夹持而拔牙，这时就要用到牙挺（英语：elevator，德语：Hebel）。牙挺只是空转的话，牙是完全不会松动，但经常看见年轻的牙科医生反复持续做着这个动作，这是由于牙挺没有充分地楔入牙周膜间隙，力量没有传递到牙上所造成的状态。

牙挺拔牙的基础就是牙挺要充分地楔入牙周膜间隙，如果楔入困难的话，请加用后述的辅助措施，确保楔入是最重要的。在哪个时间点上，加用何种辅助措施，早一点做出判定，是缩短拔牙时间的要点。

另外，文章的照片里，因为拍照方便的原因没有用手指扶住患牙，而实际中要尽可能用手指扶住，这一点要与大家提前说明。

要点1 **牙挺拔牙的关键是"沟"**

牙挺的尖端和充分地插入以下这些"沟"里：①牙周膜间隙，也就是牙根与牙槽骨交界处形成的沟；②为了分根的沟；③为了使牙挺用得上力在牙根上形成的沟（参考79页）。

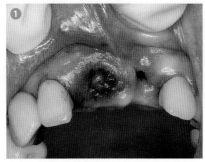 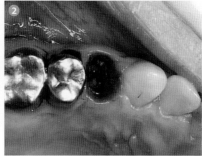 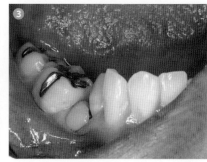

❶❷龈缘下的残根牙。任何的牙钳都无法拔出，要熟练运用牙挺才能拔牙。

右下5半埋伏牙。萌出不完全，没有空间，牙钳无法拔牙。要熟练运用牙挺才能拔牙（参考第12章）。

适合牙挺拔牙的牙齿

1. 拔牙钳无法夹持的牙

▶ 观察牙体的形态、体积、硬度，拔牙钳无法夹持的牙（残根牙等）❶❷。

▶ 萌出状态、萌出位置有问题，拔牙钳无法夹持的牙（半埋伏牙，埋伏牙，扭转牙等）❸。

2. 根尖有近远中弯曲的牙

▶ 根尖弯曲的情况下，必须采用能使弯根拔出的晃动方法。牙根近远中向有弯曲的时候，根据牙根弯曲的程度，用拔牙钳很难近远中地去晃动，即使有充足的可以夹持的牙体残留，用牙挺拔牙也是更加有效（参考⓳）。

牙挺的种类和选择

1. 根据牙挺的尖端的形态分为"直挺"和"弯挺"❹

▶ 直挺用来挺牙轴和牙挺的尖端轴向容易相符的前牙、前磨牙。

▶ 弯挺用来挺牙轴不容易和直挺轴向一致的磨牙。

❹直挺。多用于前牙和前磨牙。牙体长轴与牙挺的轴向容易一致，初学者也方便使用。
弯挺。多用于直挺难以取得共同轴向的磨牙。尖端比牙轴更容易朝向外侧，请注意。

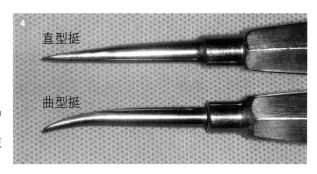

直型挺

曲型挺

2. 根据尖端的尺寸（宽度，厚度）的分类❺~❽

▶ 根据牙颈部的大小，可以选择牙挺尖端的尺寸。尖端薄的牙挺更容易插入牙周膜间隙。尖端窄的挺刃不容易发挥作用（参照挺刃的使用方法❾），无法让牙齿有大幅度移动，所以不要用尖端宽度过窄的牙挺。

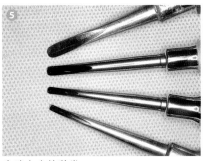

尖端大小的种类。

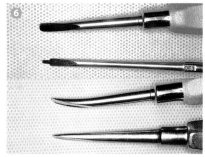

尖端形态的种类。

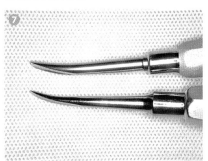

尖端厚度的种类。

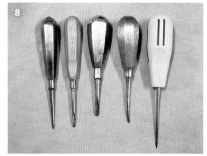

握柄的形态、大小的种类。

3. 让牙挺尖端的大小和牙颈部的大小一致

▶ 选用尖端与牙根大小、形状一致的牙挺。

牙挺的作用原理

牙挺的作用按作用效果大小顺序有"轮轴（转动）作用""楔作用""杠杆作用"3种。这3种作用良好地组合起来可以拔牙。不论用哪种作用，以骨为支点，牙挺为作用点，对牙施加力量使其脱位，这些是相同的。一般来说，很多人会期待楔作用、杠杆作用的效果而去使用牙挺。但事实上，**效果最好，最重要的是"轮轴（转动）作用"**。期待楔作用而将牙挺沿牙轴方向硬插，牙根也不会"嗖"地一下就能被挺出。而且患者很恐惧，滑脱造成周围软组织损伤等事故也有发生过，所以不要在这个方向上用过大的力。

利用挺刃（牙挺的前端的两个边缘）的转动，使牙根动摇，牙周膜间隙扩大，牙挺在扩大后的空间中向根尖方移动（楔作用），在这个地方再做"转动"使牙动摇更大。反复重复这个动作，牙齿的动摇会渐渐增大，牙挺向根尖移动，从而拔出牙齿。

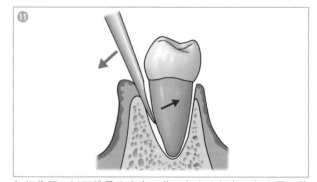

轮轴（转动）作用。以牙挺的轴为中心来回转动，利用两侧的挺刃像摇晃牙根一样把牙周膜间隙扩大。扩大后尖端向根尖移动，同样的动作使牙的动摇渐渐增大。

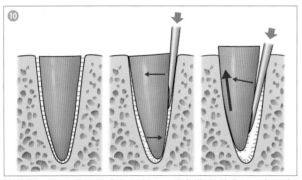

楔作用。牙周膜间隙中向下插入，发挥楔子的力量，把牙挺出。

杠杆作用。以牙槽骨为支点，将牙根向上翘起。仅在骨厚的地方（下颌磨牙区）使用。

要点2 牙挺拔牙的作用原理

①效果最好，最重要的是"轮轴（转动）作用"
②利用挺刃的转动，使牙根动摇牙周膜间隙扩大，牙挺在扩大后的空间中向根尖方移动，在这个地方再做"转动"使牙动摇更大

高效的牙挺使用方法

1. 持握方法

▶ 手掌将握柄的顶端包住一样握持⑫，顶端被手掌紧紧握住不容易滑落，容易施加向下的力。有时会看到有错误的持握方法⑬⑭。

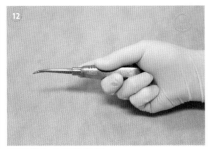
用手掌包住牙挺持握。

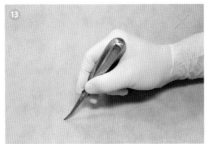
变成了执笔法。

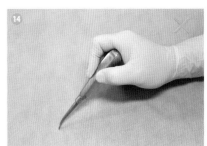
牙挺顶端没有被手掌包住。

▶ 手掌包住持握，让牙挺的轴和牙根的轴方向一致很重要。

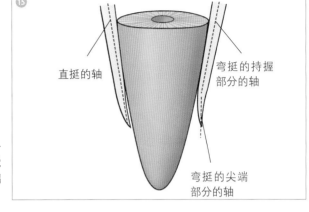

⑮牙挺的尖端的轴向和牙根吻合。直挺容易使牙轴和挺轴一致，弯挺的尖端轴向容易朝向外侧，请注意。用弯挺时总觉得方向不对的时候，往往是陷入了这种状态。虽然这是基础知识，但容易成为被忽视的关键点。

2. 用另一只手的手指扶持

▶ 为了不使牙挺滑脱损伤其他部分，另外也为了感知牙的动度，了解牙挺的效果，要以另一只手的手指扶住被拔的牙。

▶ 牙挺的尖端没有充分地进入牙周膜间隙，手指也不扶住牙，只在牙根侧方用力，滑脱后刺伤腭黏膜、咽黏膜、口底黏膜等而转诊的病例我们也经常遇到。

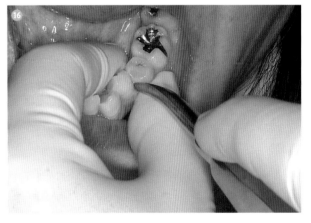

⑯另一只手的手指扶持牙齿，防止牙挺滑脱，感受牙齿的动度（照片中的牙应该用牙钳拔牙，为了拍照才用牙挺）。

3. 牙挺起作用的位置

▶ 颊侧的近中转角或者远中转角的骨比较厚，所以牙挺在这些位置插入。

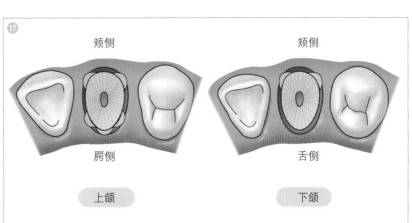

⑰牙挺的位置。
· 骨头厚的颊侧转角处插入牙挺（上颌也可以在腭侧）。
· 前牙、前磨牙的颊侧近远中的中间部分牙槽嵴骨薄，容易引起骨折，不要插入。
· 下颌舌侧不要插入（容易损伤口底）。
· 根据牙根弯曲的方向，确定有效插入的部位（参考⑲）。

▶颊侧近远中的中间部分牙槽嵴骨板薄，容易引起折裂，不要插入。

▶上颌腭侧的骨厚，如果有必要可以插入，但下颌绝对不能从舌侧插入。本来从舌侧插入就很困难，从牙体长轴、牙槽骨的倾斜来看也容易滑脱，容易造成口底损伤。

▶如果牙根是近远中弯曲的情况，牙挺插入的位置不同有容易拔出的方向和不容易拔出的方向，请仔细观察X线牙根的弯曲状态，从容易将弯曲牙根脱位的地方插入⑲牙挺。

▶如果忽视牙根的弯曲，从另一侧用牙挺施加很大的力量的话，会导致牙根折断⑳。

▶使用牙挺时要观察牙齿的动摇、抵抗，向牙根活动大的方向使力。

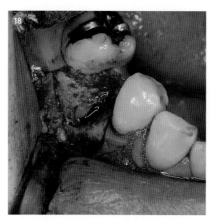

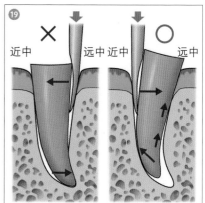

⑱因为拔牙困难而被介绍到作者处的右下5残根牙。由于在颊侧中间用牙挺，颊侧的牙槽骨降低了。拔牙后打算植入种植牙的话，条件就变差了。

⑲牙根弯曲的情况，牙挺位置不同，有容易拔的和不容易拔的。

左：根尖碰到骨头拔牙困难。

右：向根尖的弯曲方向脱位拔牙容易。

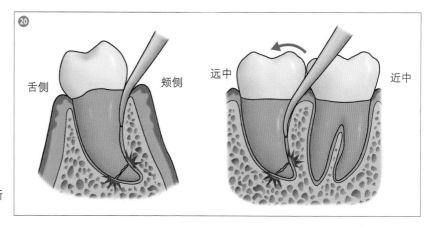

⑳牙挺作用的位置放反的话，牙根会断掉。

要点3 牙挺作用的位置很重要

①牙齿有容易拔除的方向
②沿着牙根的弯曲方向使用牙挺

4. 牙挺的尖端要准确地插入牙周膜间隙

▶牙挺拔牙最大的要点就是牙挺的尖端要准确地插入牙周膜间隙。如果没有进入牙周膜间隙，牙挺只会空转。

▶残根被牙龈覆盖的时候，①用电刀切龈；②翻瓣，显露出牙周膜间隙。

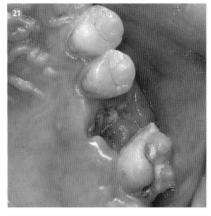
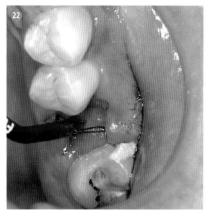
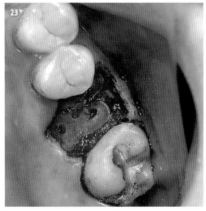
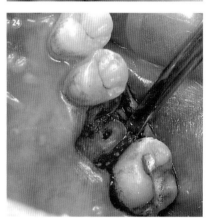

㉑～㉔左上6的残根。残根被牙龈覆盖时，用电刀切龈，显露出牙周膜间隙后用牙挺插入。

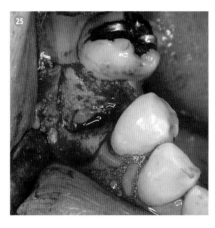
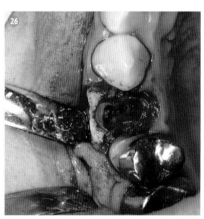

㉕右下5残根。颊侧瓣翻瓣。
㉖右上4残根。颊侧瓣翻瓣。

▶牙根和骨融合，牙周膜间隙狭窄或消失，牙挺无法插入时，要用车针在牙根和牙槽骨之间制备一道相当于牙周膜间隙的沟。这一点至关重要。

㉗制备牙挺插入的空间。
・为了让牙挺有效作用，在牙根与牙槽骨之间制备一道沟。
・需要有足够的深度。
・注意，如果沟的宽度过宽，间隙就会过大，牙挺会空转，效果降低。

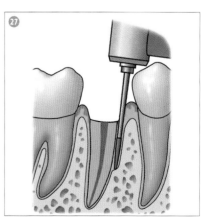

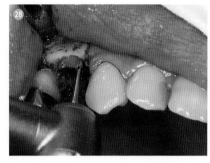

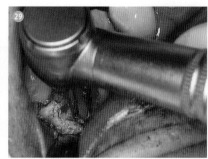

28 29 为了让牙挺插入，制备沟。右上4残根。右下5残根。

▶ 软化的牙体要用挖匙或车针去除，使牙挺作用到硬的牙体上。

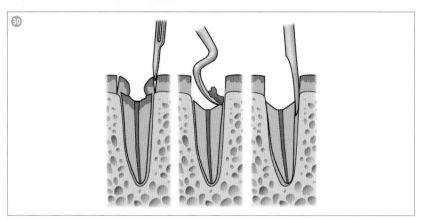

30 手术刀或电刀切除牙龈。去除软化的牙体，使牙挺作用到硬的牙体上。

要点4 **牙挺拔牙的要点**

牙挺拔牙的要点就是：①牙挺的尖端要准确地插入牙周膜间隙；②牙挺难以插入时，要用车针在牙根和牙槽骨之间，形成一道相当于牙周膜间隙的沟。

5. 使牙挺尖端的轴向与牙轴一致

▶ 请注意弯挺尖端与握柄的角度差。弯挺是用于后牙的，所以不容易插入，牙挺尖端的轴向与牙轴容易偏斜。

6. 牙挺的运动方式

▶ 如前所述，将"楔作用""轮轴（转动）作用""杠杆作用"3种作用良好地组合运用就能拔牙。

▶ 利用"轮轴（转动）作用"将牙周膜间隙扩大，牙挺的尖端向根尖方向进入，再利用"轮轴（转动）作用"将这里的牙周膜间隙扩大，如此反复。牙挺不断转动的时候，因为牙挺的尖端没有实际进入到牙周膜间隙中，无论多么努力都拔不出来。

▶ 运用"杠杆作用"的时候，可以以牙槽嵴顶作为牙挺支点的只有下颌磨牙区。前牙区、前磨牙区的唇颊侧牙槽嵴顶的厚度不足以作为支点。

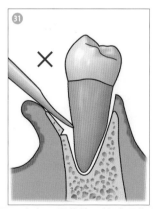

错误的杠杆作用。注意：用薄的牙槽嵴顶作为牙挺的支点的话，会造成牙槽突骨折。

要点5 牙挺拔牙的关键是沟！！

请有效利用3种沟。

说明 作为牙挺拔牙的辅助手段，要制备3种沟。

▶分根对牙根弯曲的牙，牙根肥大的牙，骨融合的牙有效。可以消除牙根的弯曲、分叉大、倒凹。

▶在牙体上制备的沟可以作为牙挺的作用点，以骨作支点使牙脱位。

制备沟的种类和分割的效果

	种类	效果
沟的种类	①牙体和骨的交界的沟（相当于牙周膜间隙）㉜	确保牙挺的作用点
	②为了分根制备的沟㉝	单根牙，多根牙，弯根牙，牙根肥大的牙，根分叉大的牙
	③牙体上的沟㉞	做出牙挺的作用点
分割的效果	单根牙分割	可以将骨融合的面积减半，消除倒凹
	牙挺进入分割部分	容易使牙松动
	多根牙的分根	可以使多根牙变成单根牙，消除牙根分叉过大

3种沟

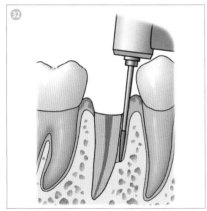

相当于牙周膜间隙的沟。制备牙根和牙槽骨的分界。牙周膜腔狭窄的时候或消失的时候，制备此沟，方便牙挺插入。

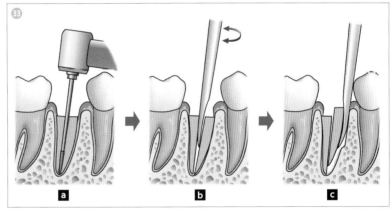

分割牙的沟。骨融合严重，仅用㉜的操作无法拔出的时候，分割牙根。**a** 用车针分割至根尖。**b** 在分割处插入牙挺，转动，使分割的两部分牙分别松动。**c** 分割后制备"相当于牙周膜间隙的沟"，用牙挺挺出。

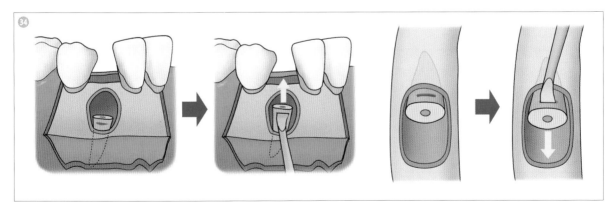

牙体上的沟。在牙体上制备沟，方便牙挺插入，以骨为支点使牙脱位。

用牙挺无法拔出的原因和对应处理

1. 牙挺的尖端没有进到牙周膜间隙内

▶ 切除牙龈暴露牙周膜间隙，或者用车针制备出与牙周膜间隙相当的沟。

2. 牙挺对牙施力的方向与牙脱位的方向不一致

▶ 楔作用是将牙根压向侧壁骨，有时不容易拔除。

3. 牙挺尖端的轴向与牙根不一致

▶ 特别是弯挺的轴向不容易一致，请注意⑮。

4. 只在根方施加了向下的力

▶ 用轮轴（转动）作用一边扩大牙周膜间隙，一边使尖端向根方进入。

5. 牙根有弯曲、骨融合、肥大

▶ 分根。

6. 倒凹没有消除

▶ 埋伏牙的牙冠最大隆起部分没有露出，形成倒凹，不能拔出。

牙挺拔牙的并发症

1. 牙挺的滑脱

▶ **原因** 牙挺的尖端没有进到牙周膜间隙内，或在根向上施加过大的力。
▶ **损害** 上腭损伤，口底损伤。
▶ **防止** 用另一只手的手指扶住。

2. 牙龈、牙槽骨的损伤

▶ **原因** 暴力地使用牙挺。

3. 牙根压入

▶ **损害** 掉入上颌窦内⑤，压迫下颌神经管⑥，下颌智齿落入舌侧软组织间隙内。

▶ **原因** 这一切都是因为没有把牙挺确切地插入牙周膜间隙或者牙根与骨的间隙内，牙挺顶在牙根上所导致的。

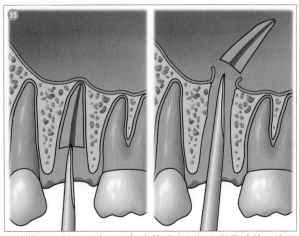

牙根掉入上颌窦是由于牙挺直接顶在牙根上所导致的。在牙根和骨之间制备一道牙挺可以作用的沟就可以预防。

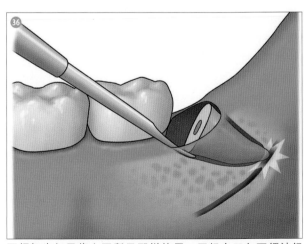

下颌智齿如果像上图所示那样使用，牙根会压向下颌神经管，容易造成损伤。请注意，在牙根和骨之间制备一道牙挺可以作用的沟就可以预防（参考第11章）。

4. 根尖断折残留

▶断根残留时要用根尖挺㊲。这种时候也可为了方便牙挺尖端进入而用车针制备沟㊳。

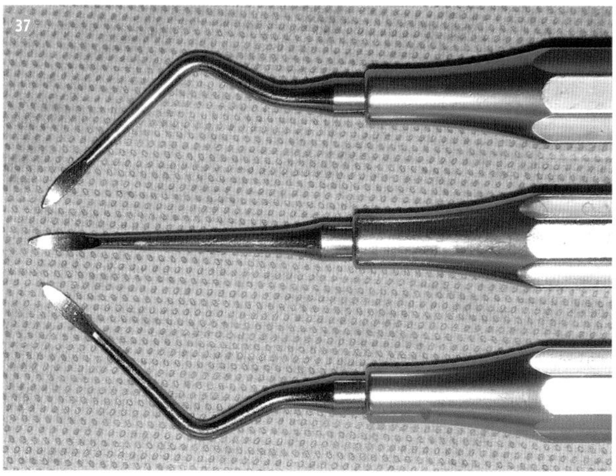

根尖挺。

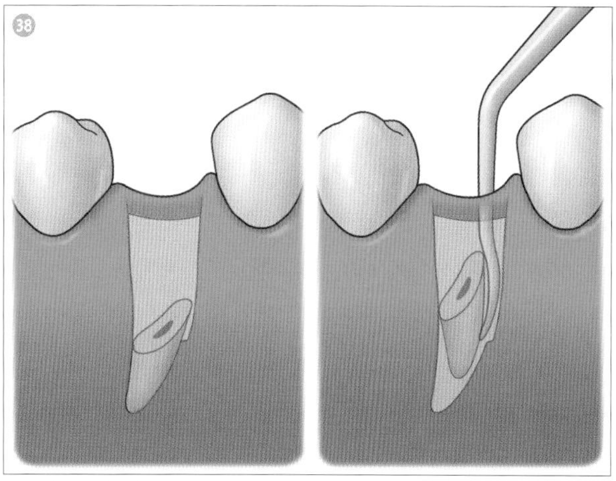

根尖挺的使用方法。牙根与骨之间制备一道沟，拔牙就容易些。

要点6 牙挺最重要的是沟和刃

制备沟！沟的效果：①成为牙挺的插入点、作用点；②刃可以卡住；③分割牙齿。

第9章

以牙齿状态分类的拔牙方法①
残根牙（单根牙，多根牙）

学习了牙钳拔牙和牙挺拔牙的基础后，根据牙齿的状态：①残根牙（单根牙，多根牙），②上颌埋伏智齿（半埋伏，完全埋伏），③下颌埋伏智齿（半埋伏，完全埋伏），④上颌正中多生埋伏牙、前磨牙的半埋伏、舌侧移位牙等，分别逐步详细说明。

残根牙拔牙的要点

因为与第8章的牙挺拔牙的内容重复的部分较多，所以只写出要点。牙质脆弱的龈下残根有意想不到的困难，需要注意。残根牙拔牙的要点与牙挺拔牙的基础相同，都是要制备沟，确保牙挺有作用点。为了显露牙根，需要使用牙龈翻瓣或切除覆盖的牙龈等辅助措施，这样经常会使拔牙顺利许多。

X线片的阅片要点

牙根的粗细、长短、形态，有无弯曲和弯曲的方向，牙周膜间隙的状态（狭小、消失），有无根尖病灶（探讨拔牙窝搔刮或根尖病灶摘除的必要性）等都要详加审阅。

残根牙拔牙的问题点

1. 牙龈覆盖根面

▶难以明确找到牙周膜间隙。

2. 残存的牙体软

▶容易引起牙体的断折，牙挺难以有效使用。

3. 牙周膜间隙狭小，牙根与牙槽骨融合

▶牙挺难以进入牙周膜间隙。

残根牙拔牙问题点的解决方法和拔牙要点

要点1 残根牙拔牙的基础

残留有足够夹持的牙量、形态、硬度时用牙钳拔牙。

要点2 切除覆盖的牙龈，显露牙周膜间隙

牙根被牙龈覆盖的时候，不要怕麻烦，用手术刀、电刀、激光等将覆盖牙根的牙龈切除，充分显露出牙根和牙槽骨的边界。确认牙周膜间隙，将牙挺准确地插入牙周膜间隙 ❶~❺。

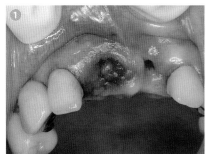
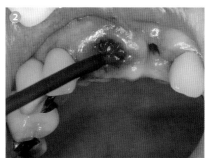
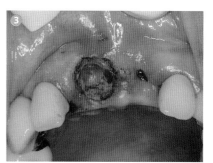

龈下的残根，牙体无法看清楚。

电刀切龈。

把覆盖的牙龈完整地切除，显露出牙周膜间隙。

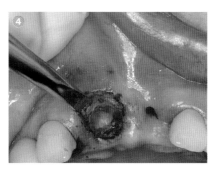
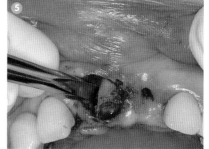

❹牙挺确切地插入牙周膜间隙。
❺可以容易地拔除，牙龈牙槽骨的损伤很小。

要点3 去除软化牙质，只留下硬的牙体组织

残留的牙体软化的时候，用球钻或挖匙等将软化牙质去除，只留下硬的牙体组织 ❻。

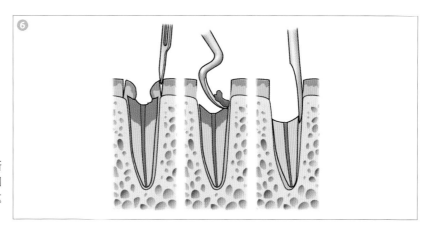

❻切除覆盖的牙龈，去除软化牙质，清晰地显露出牙周膜间隙。作为处置并不困难，问题是能不能不怕麻烦完善地做到这些。

要点4 看不清牙周膜间隙的情况下，制备间隙沟

牙周膜间隙狭窄或牙根与骨融合，使牙周膜间隙不能明显看清的时候，用车针在牙根与牙槽骨间制备一道可以分清牙周膜间隙的沟，使牙挺可以有效作用。特别是上颌为了避免牙根不掉入上颌窦 ⑦ ~ ⑨，这个处置很重要 ⑩。

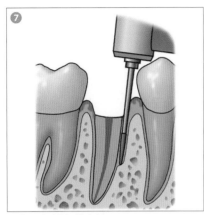

制备牙挺插入的空间。

· 为了让牙挺有效作用，在牙根与牙槽骨之间制备一道沟。

· 需要有足够的深度。

· 注意，如果沟的宽度太宽，间隙过大，牙挺会空转，降低效果。

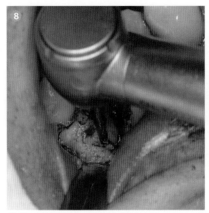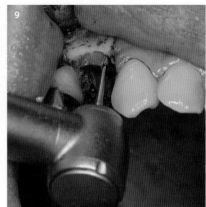

⑧⑨牙周膜间隙不能明显看清的时候，或者间隙很窄无法插入牙挺的时候，应该毫不犹豫地制备相当于牙周膜间隙的沟。

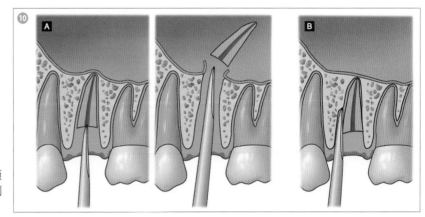

⑩上颌牙根掉入上颌窦是由于牙挺直接顶在牙根上所导致的 A。在牙根和骨之间制备一道牙挺可以作用的沟就可以预防 B。

要点5 牙根有骨融合和弯曲的时候

即使是单根牙，牙根有骨融合和弯曲时也有无法拔出的情况，这时要赶快分割牙根 ⑪。

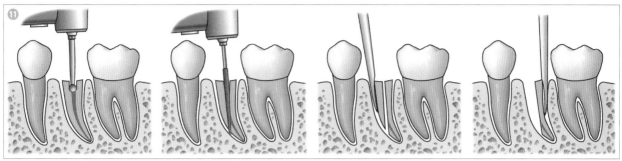

单根牙分割

· 牙根有弯曲、肥大、融合的情况，即使是单根牙也要分割。

· 沿着牙髓腔，用车针一直分割到根尖。

· 将骨融合的面积减半，容易使牙脱位，另外这也可以获得解除倒凹的空间。

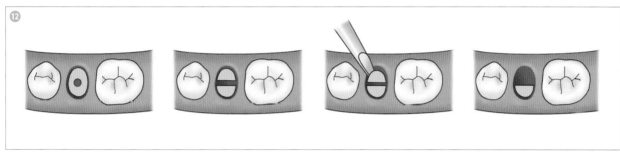

在教科书上是像⑪那样讲牙根分割成近中和远中两部分，分别沿着近中转角和远中转角插入牙挺。前磨牙有时牙根扁平，比起分为近中块、远中块来说，像⑫一样分割成颊侧块、舌侧块更容易拔牙。特别是上颌，如⑰那样分成颊侧根、腭侧根两根，这种分割线更好。

▶ **正因为是单根牙才分割！**

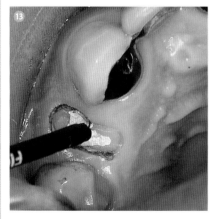
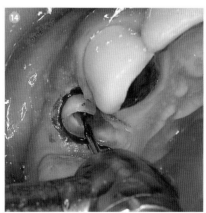
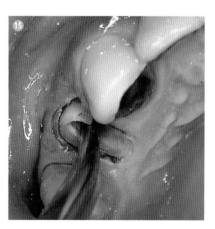

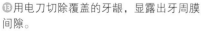

⑬用电刀切除覆盖的牙龈，显露出牙周膜间隙。

⑭按牙根形态，将颊侧和腭侧分割。

⑮在分割处插入牙挺转动，分开的牙根很容易松动。

⑯在颊侧转角处用牙挺拔牙。

⑰**参考**。如照片所示上颌前磨牙有颊侧根和腭侧根两个根，所以在分根的时候，分割成颊侧和腭侧两部分为宜。

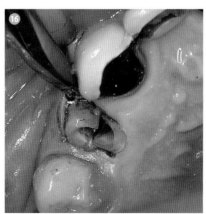
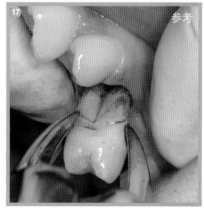

要点6 多根牙分根，变成单根牙

多根牙的残根，不要犹豫，一开始就分根⑱ ~ ㉗。分根的要领和两分法、三分法相同。

右上7残根牙分根

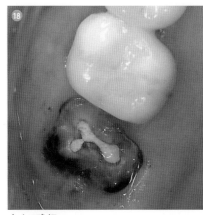

右上7残根。

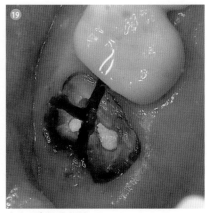

右上7残根分根线。

左下7残根牙分根

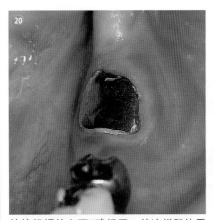

粘接根帽的左下7残根牙。就这样即使用牙挺拔牙也很困难。

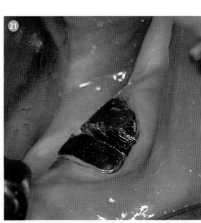

用车针在根分叉处分根。

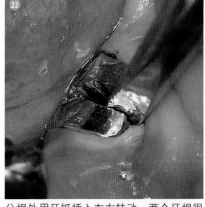

分根处用牙挺插入左右转动，两个牙根很容易就松动了。

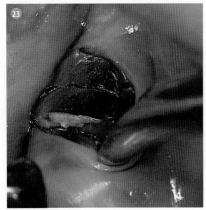

近中颊侧转角处用牙挺。

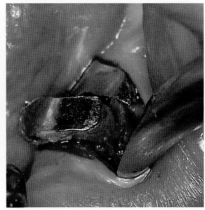

简单的脱位，可以挺出。

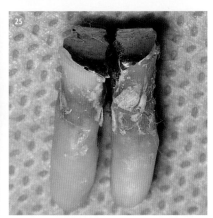

拔出的牙根有肥大，不分根的话很难拔除。

多根牙的分根

㉖多根牙的残根要分根后再用牙挺。

㉗分根处用牙挺插入转动，很容易使牙根松动。

根分叉的下方只有牙槽间隔的骨，不要担心大胆分割。

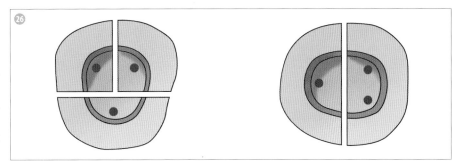

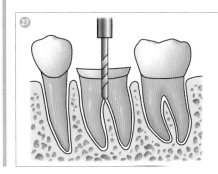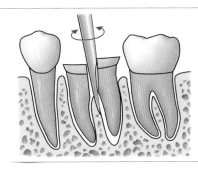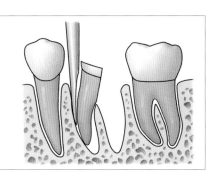

要点7 用牙挺拔除牙龈缘下残根牙的组合技巧

用牙挺拔除牙龈缘下残根牙的步骤：①切除覆盖牙龈；②显露牙周膜间隙；③制备间隙；④在间隙中插入牙挺。

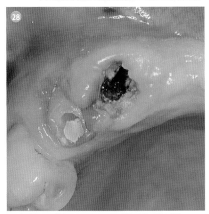

牙龈缘下残根牙，牙周膜间隙看不清。

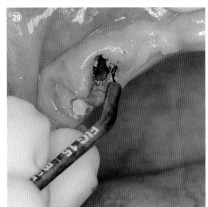

电刀切除覆盖牙龈。

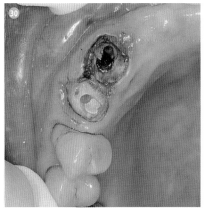

切除后显露牙周膜间隙。

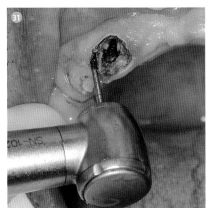

车针制备牙挺插入的间隙。

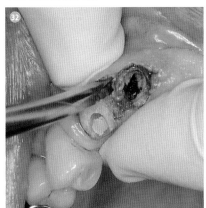

在间隙中确切地插入牙挺。

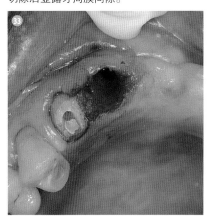

拔牙窝。牙周组织损伤很小。

要点8 根尖部有残片存留的时候，以根尖切除术的方法去除

除磨牙以外的牙颊侧皮质骨都不是特别厚，可以用根尖切除术的方法，在对应根尖的唇颊侧的皮质骨上用球钻开窗拔牙❸❹❺。下颌磨牙的颊侧皮质骨太厚不能用这个方法，但上颌磨牙的颊侧根是可以用的。

残根的根尖拔除①

❸❹❺根尖部折断残留的情况。根尖部折断残留，难以从拔牙窝内去除的情况，可以用根尖切除术的方法，在根尖部的皮质骨用球钻开窗拔除。

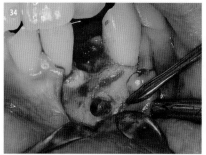

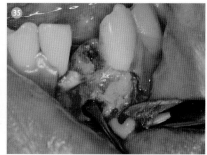

残根的根尖拔除②

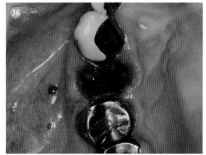

右上4龈缘下残根。

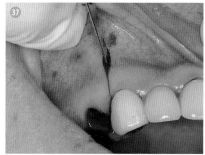

翻颊侧瓣。

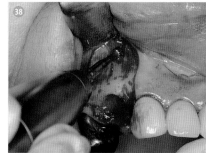

去除根尖部的骨。

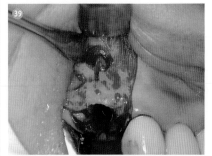

暴露根尖。

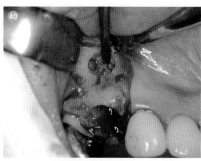

根尖挺使其脱位。

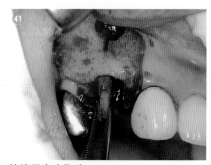

从拔牙窝内取出。

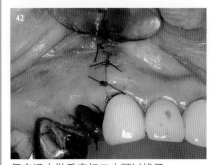

仅在近中做垂直切口也可以拔牙。

牙冠大部分残存牙根稳固的磨牙的拔牙

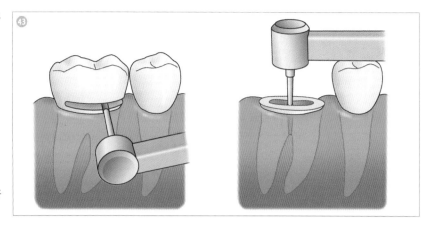

❹❸ 多根牙根分叉处比较远的情况下，从牙颈部横行截断。

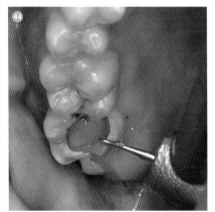

四周侧壁残留的右上7。

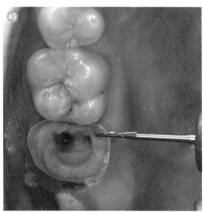

从牙颈部将牙冠截断后，容易到达根分叉处进行分根。

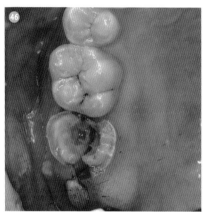

分割为颊侧和腭侧两部分。

要点9 总结：有效拔除残根的辅助手段

① 切除覆盖牙根的牙龈显露牙周膜间隙
② 翻开颊侧牙龈瓣显露牙周膜间隙
③ 将多根牙分根变为单根牙
④ 多根牙根分叉较远的情况下，在牙颈部横行截断❹❸~❹❻
⑤ 单根牙有时也要分割
⑥ 用车针制备相当于牙周膜间隙的沟，牙挺可以插入

第10章

以牙齿状态分类的拔牙方法②
上颌埋伏智齿

本章按上颌埋伏智齿（半埋伏，完全埋伏）的拔牙步骤进行详细解说。上颌智齿如果是萌出的单根牙是最容易拔除的，但埋伏的牙根折断残留的话，是最难拔除的，请务必注意。即使智齿在第二磨牙的远中有大的倒凹，也不要用快机分割，从颊侧脱出是最大的要点。

上颌埋伏智齿的拔牙要点

上颌埋伏智齿的拔牙中，如果分割牙冠，牙体量变少牙挺很难作用，所以不分割而拔牙是最大的要点。此种情况下，不是向牙列咬合平面往正下方脱位，而是从颊侧脱位，这一点很重要。另外，巧妙利用第二磨牙远中牙颈部为支点也是关键点。

要点1 顺利拔牙的要点

①即使智齿在第二磨牙的远中有大的倒凹，也不将牙冠分割。
· 对于上颌埋伏智齿，分割牙变小，拔牙更困难，所以不分割。
②去骨用圆形骨凿
· 用慢弯机或直机的球钻也可以，但更推荐圆形骨凿。

· 用圆形骨凿可以将牙根和骨的间隙扩大，即使倒凹大，骨撑开后也容易拔。
③让患者闭口，牵拉口角，与牙列成直角方向从颊侧插入牙挺
· 第二磨牙牙根固位稳固的话，可以用其远中颈部和牙槽骨作为牙挺的支点。
④不是向咬合平面脱位，而是从颊侧脱位

X线片的阅片要点

需要观察：上颌埋伏智齿牙根的弯曲状态，进入第二磨牙远中的大小（倒凹），与上颌窦底的关系，上颌结节的状态等。

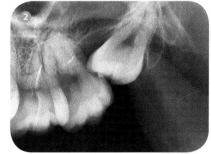

❶❷都是第二磨牙远中倒凹大，一看上去不分割牙冠好像拔不出来。但两颗都是没有分割牙冠就从颊侧使牙冠脱位而拔牙的。用快机分割牙冠是非常困难的。

上颌埋伏智齿拔牙时的问题点

1. 术野或视野狭窄，直视、直达困难，器械不易到达，操作也困难

▶ 大开口的话，颊部软组织绷紧，口腔前庭部变得狭窄操作困难❸。

▶ 让患者闭小嘴，向后方牵拉口角，最大限度方便直视、直达❹。

▶ 不可能直视的部分要善于使用口镜。

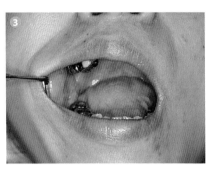 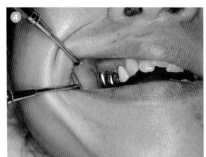

❸让患者大开口的话，磨牙区的空间变得狭窄，拔牙操作困难。
❹让患者闭小嘴，向后方牵拉口角，从颊侧与牙列成直角方向进行操作。

2. 有上颌窦穿孔的可能性

▶ 拔牙前要事先说明有上颌窦穿孔的可能性。而且，必须做好一旦穿孔可以修补穿孔区的准备。

上颌埋伏智齿拔牙时的局部麻醉

▶ 浸润麻醉的位置在颊侧牙龈的黏膜移行部，磨牙后区（上颌神经上牙槽后支的阻滞）❺～❼，腭侧。

▶ 上颌神经上牙槽后支阻滞的进针点的颊舌向位置在第二磨牙颊尖的延长线上。

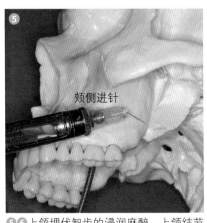 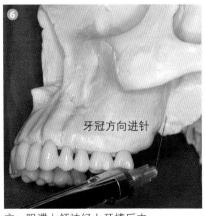 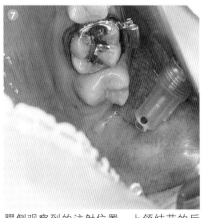

颊侧进针

牙冠方向进针

❺❻上颌埋伏智齿的浸润麻醉。上颌结节上方，阻滞上颌神经上牙槽后支。

腭侧观察到的注射位置。上颌结节的后方，第二磨牙颊尖的延长线上（不在第二磨牙的正后方，而是稍稍偏颊侧）刺入30G针的2/3左右。

上颌埋伏智齿的拔牙步骤

1. 切开

▶切开线的位置，翻瓣的一侧基底要宽。

▶垂直切口考虑到缝合的方便，设定在第二磨牙的近中转角处❽。

▶远中切口从第二磨牙远中腭侧转角开始，斜45°向腭侧❽❾。

▶理由：在第二磨牙的颊舌侧中央设定切口的话，需要替换15#和12#刀片。而且这个部分虽然可以缝合，但拆线的时候剪刀比较难以进入，所以拆线会变得困难。为了解决这两点，切口设计为从第二磨牙远中腭侧转角开始，斜45°向腭侧。

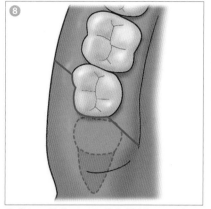
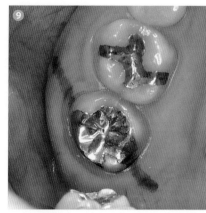

❽❾切口的位置。即使向腭侧，只要切开局限在牙槽部分，就不用担心会损伤腭大神经和动静脉。

2. 剥离

▶垂直切开的部分从颊黏膜移行部开始向牙颈部剥离。

▶第二磨牙从颊侧到远中再到腭侧从背后剥离半圈。

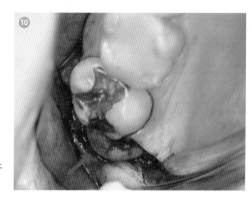

❿牙龈剥离。从颊侧到腭侧从背后剥离，翻开牙龈瓣。

3. 去骨、露冠

▶闭口牵拉口角。很多工具要从口角附近进入，所以口角容易损伤，涂凡士林或软膏加以保护。

▶对应埋伏智齿的牙冠部分的颊侧皮质骨，用直机球钻或圆形骨凿去除⓬。这部分空间狭小，难以使用慢弯机。

▶用圆形骨凿（直机球钻也可以）去除颊侧皮质骨和牙槽嵴顶的骨，暴露埋伏牙近中颊侧转角的牙颈部是关键一步。这里将牙挺以与牙列成直角的方向横行插入。

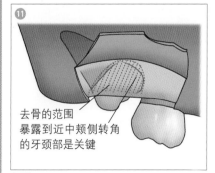

去骨的范围暴露到近中颊侧转角的牙颈部是关键

翻瓣。

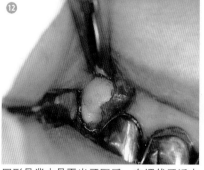

圆形骨凿去骨露出牙冠后，在埋伏牙近中颊侧转角处的牙颈部插入牙挺。

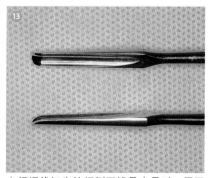

上颌埋伏智齿的颊侧牙槽骨去骨时，用圆形骨凿比较方便。牙冠部去骨后，沿着牙根向根尖方向敲击的话，可以扩大牙根周围的牙槽骨，牙齿变得容易脱位。

要点2 去骨、露冠的要点

要让埋伏牙近中颊侧转角处的牙颈部暴露出来。

4. 用牙挺使其脱位

▶暴露出近中颈部后，用圆形骨凿沿着牙根表面轻轻敲打 ⑮⑯，扩大牙根与骨之间的空间。以用骨凿扩大牙周膜间隙的感觉将骨撑开。没有必要一定去骨去到牙根部。后牙区骨质软，容易扩张。

▶让患者稍闭口，牵拉口角向后，将牙挺以与牙列成直角的方向插入⑰。

▶在暴露出的近中颊侧牙颈部处插入牙挺，让尖端回转（轮轴作用）将牙冠向远中翘起⑱⑲。倒凹大的情况下，不从正下方，而是要从颊侧脱位的方向用牙挺。这时如果第二磨牙比较稳固可以用第二磨牙的远中牙颈部

和去骨的断端处作为牙挺的支点。

▶想要去撑开骨的感觉去用牙挺逐渐将牙颈部向上挺出，牙槽骨扩大后从颊侧脱出。

▶高龄患者的情况下，以及骨薄的患者中，上颌结节的一部分骨折断附着在牙根上一起挺出的情况也是有的，只要不是非常高位的骨折，在实际中完全没有问题（高位的骨折会引起较多出血）。

▶即使第二磨牙的远中有大的倒凹，也不用快机分割牙冠，要从颊侧脱位⑲。这是最大的关键所在。

要点3 用牙挺使其脱位的要点

即使智齿进入第二磨牙远中的倒凹很深，也绝对不用快机分割牙冠，要从颊侧脱位。颊侧脱位的时候，去骨要充分，去到露出近中颊侧转角的牙颈部，但没有必要去掉所有的颊侧牙槽骨。

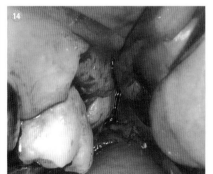

翻开牙龈瓣。

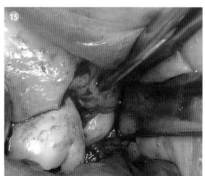

用圆形骨凿去除牙槽骨，暴露近中颊侧转角。

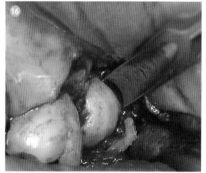

圆形骨凿沿着牙根向根尖方向进入，扩大牙根周围的牙槽骨。

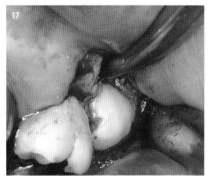

智齿的近中转角处横向插入牙挺。

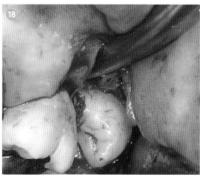

牙挺要以挺牙冠向颊侧脱位的方式运动。

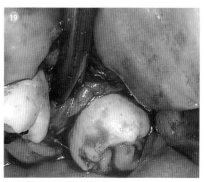

牙冠朝向颊侧远中脱位。

为什么牙冠进入倒凹的部分不用快机截冠?

▶有的书也写说可以用快机截冠,但实际中这非常困
难,而且根本没有必要。

理由

①术野狭窄,容易盲视下操作,难以正确截冠。

②截冠需要用快机,然而在不能直视的术野、视野下,
用快机很危险。

③截冠后残留的牙体变小变少,牙挺可以作用的部分变
小,拔牙会变得非常困难。反而是牙冠部留在那里牙
挺容易使力。

④因为从颊侧脱位,不截冠也能拔出。但说是从颊侧脱
位,只需要去骨去到暴露近中转角的牙颈部就可以
了,不用将颊侧牙槽骨全部去除。作者所有的上颌埋
伏智齿都是不截冠拔出的。

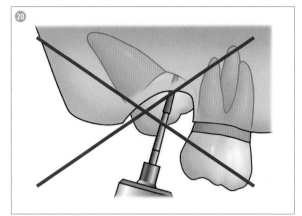

不用快机分割牙冠。

上颌埋伏智齿的拔牙去骨为什么用圆形骨凿较好?

理由

①上颌磨牙的骨皮质薄,骨质粗糙,骨凿可以轻松去
除。

②用圆形骨凿沿着牙周膜间隙敲击,可以扩张牙根周围

的骨质,容易脱位。

③快机或者慢弯机从所成的角度来说使用困难,如果讨
厌骨凿捶打的敲击话,用直机球钻也可以。

上颌埋伏智齿拔牙时的问题种类和应对方法

1. 上颌窦穿孔

▶是否穿孔,让患者在口中含一口气就可以确认。

▶有意识地不让空气从鼻子中漏出,但如果自然的就漏了
说明有穿孔。

2. 牙根掉入上颌窦

▶无法从拔牙窝中取出。

▶在第一和第二磨牙附近的上颌窦侧壁开窗,直接取出
(参考第17章并发症应对③)。

3. 牙根的折断

▶断根的情况非常难拔出。强行拔根上颌窦可能穿孔甚至
断根可能掉入上颌窦,所以如果不可能取出,断根放置
在那里不管也可以。

▶无论如何也想拔出的话,可以介绍给口腔外科的专科医
生。但是,专科医生处理起来也很棘手。

4. 上颌结节的骨折

▶没有处置的必要。充分止血就可以。

▶骨折位置靠上出血较多。

▶术后可能出现张口困难,所以要提前跟患者说明。

萌出的上颌智齿拔牙很简单

▶ 萌出的上颌智齿的拔牙，第二磨牙牙根稳固的情况下，可以以第二磨牙远中颈部为支点，将智齿牙冠向远中推出的感觉将牙挺转动，简单的脱位㉑~㉕。

▶ 单根牙容易脱位。有抵抗的话，多数是多根牙或牙根分叉大的情况。这时不要强行施加暴力，以缓慢扩大牙槽骨为目的，运动牙挺。如果施加暴力容易造成牙根折断。

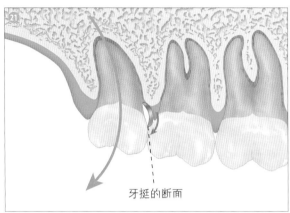

在右上8的近中牙颈部，从颊侧相对牙列成直角方向插入牙挺，顺着牙根的弯曲用牙挺向远中转动。这时如果第二磨牙在骨中固位稳定的话，也可以用其远中颈部作为支点。

牙挺的断面

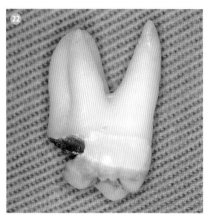

勉强施加过大的力会容易使照片中的腭侧根折断。施加的力应该渐渐增大，牙槽骨扩张后拔牙。

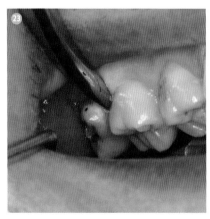
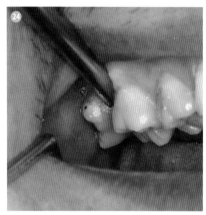

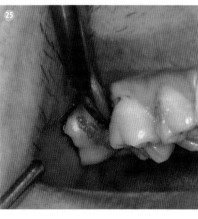
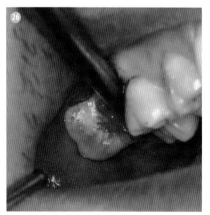

㉓~㉖萌出的上颌智齿的拔牙
· 稍闭口，口角向后拉，横向（与牙列成直角）在智齿近中颈部插入牙挺，转动牙挺，使牙冠向远中倾倒。
· 这时，如果第二磨牙比较健全，可以用其作支点。
· 要沿着牙根的弯曲，转动牙挺使牙冠倒向远中。
· 根据上颌智齿的牙根弯曲，智齿倒向远中的过程中脱位。
· 注意不要搞错牙挺的转动方向。

上颌埋伏智齿拔牙实际操作

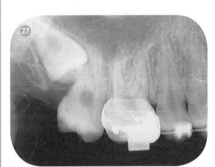

术前的X线照片。

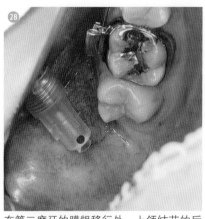

在第二磨牙的膜龈移行处，上颌结节的后方，腭侧进行局部麻醉注射（镜像）。

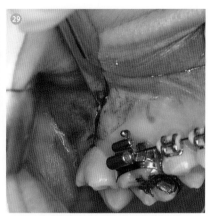

在第二磨牙的近中颊侧转角做垂直切口。

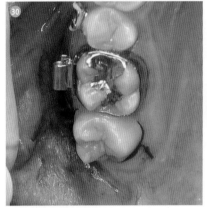

腭侧远中转角做切口。

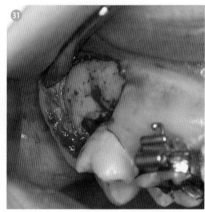

颊侧翻瓣。

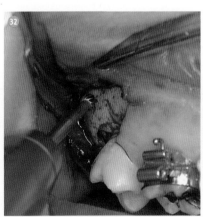

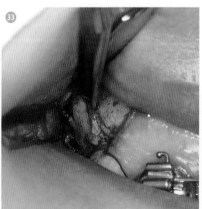

③②③③直机上钻用圆形骨凿，将埋伏牙颊侧的皮质骨去除。

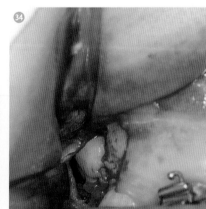

埋伏牙的牙冠的颊侧面。暴露出近中颊侧牙颈部。之后，用圆形骨凿沿着牙根向根方敲打，扩大根部的牙槽骨。

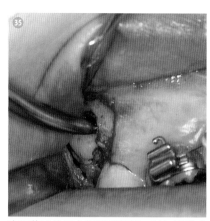

在埋伏牙的近中颊侧牙颈部，以与牙列成直角的方向插入牙挺。

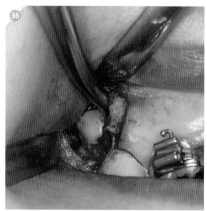

近中颊侧牙颈部相邻的骨为支点，为牙冠能从颊侧后方挺出而用牙挺使力。

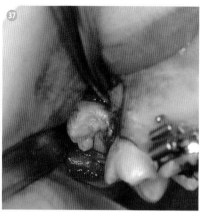

朝向颊侧脱位。不用快机分割牙冠也能拔除。

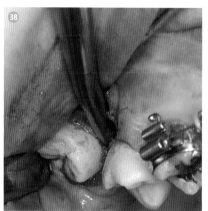

埋伏牙朝向颊侧取出。

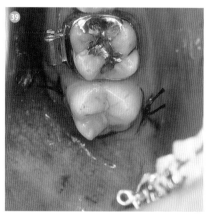

颊侧垂直切口的颈缘部和切线中央缝两针，腭侧颈缘部缝一针。

第11章

以牙齿状态分类的拔牙方法③
下颌埋伏智齿（部分埋伏牙，水平埋伏牙）

下颌埋伏智齿的拔牙，由于会出现肿胀疼痛等强烈的术后反应，出血、干槽症、下颌神经麻木等并发症也很多，所以患者和牙科医生双方做治疗时都是尽可能不拔这样的拔智齿。如果能介绍转诊给擅长拔牙的开业医生或医院的口腔外科还好，但由于地区不同，有的地方设施少，经常迫不得已就要自己拔。即使需要多花一点时间，但是也要尽可能自己学会拔除这样的智齿。

下颌埋伏智齿的拔牙要点

为了安全地进行手术，最大的原则是直视、直达。埋伏牙有牙龈和骨的覆盖，难以看到和达到，所以要翻瓣，必要的去骨，做到可以看到并能达到埋伏牙的状态，这是重要的关键点。

一般认为下颌埋伏智齿拔除时容易造成下牙槽神经的麻木，但如果合理地运用牙挺，就不会像想象的那样频繁的出现麻木的症状。即使X线片上看到牙根与下颌管接近、交叉，只要正确地阅片，然后用牙挺时不把牙根向根尖方向挤压的话，是可以防止麻木的发生。

下颌埋伏智齿的拔牙原则

1. 以分割、去除牙或骨的方法，敞开、解除阻碍脱位的结构

▶ 敞开或去除第二磨牙远中的倒凹，牙冠最大隆起处，牙根的弯曲、分叉。

2. 巧妙地使用牙挺

▶ 因为无法用牙钳夹持，所以必须用牙挺拔牙。有必要在如何更有效地使用牙挺的问题上下足功夫。

下颌埋伏智齿的X线片的阅片要点

关于X线阅片，第2章已经叙述过了，在阅读影像时应该注意以下几点。

1. 埋伏牙的状态

▶ 埋伏牙的深度，分割牙冠时车针是否能够到?
▶ 第二磨牙远中倒凹的大小。

▶ 牙根的状态（牙根数、长度、弯曲、肥大、分叉、骨卡抱等，但牙根颊舌向的弯曲无法在2D影像上读出）。

2. 与下颌管的关系

▶ 观察牙周膜间隙、束状板、下颌管管壁等是否消失。

▶ 如果能确认这3点的情况下，即使牙根和下颌管重叠，实际上也是颊舌向错开的，所以用牙挺时只要不将牙根向根尖侧挤压，就可以避免神经麻木的发生。

▶ 如果无法确认这3点，就要拍CT。

▶ 截冠分割线下方没有下颌管的时候就不用担心神经损伤，可以大胆分割。当截冠分割线下方下颌神经管紧贴牙齿的时候，分割时务必注意。

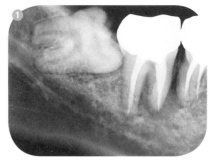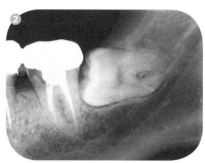

❶❷都是牙根和下颌管重叠，但下颌管上壁、牙周膜间隙、束状板都能清晰描画出来。这种情况下，牙根和下颌管是颊舌向错开的。

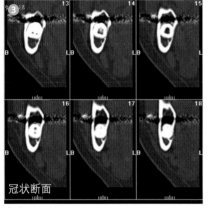

冠状断面

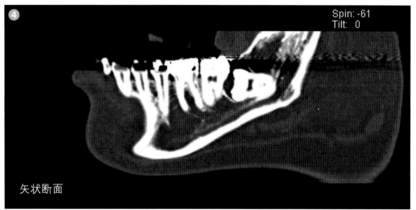

矢状断面

❸❹下颌埋伏智齿接触、压迫着下颌管。

浸润麻醉（关于无痛麻醉请参考第5章）

▶ 3分钟表面麻醉后，为了减轻注射时的疼痛，沿着切开线在可动黏膜处缓慢注射，做浸润麻醉❺。

▶ 在做翻瓣前，沿着第二磨牙远中面，做牙周膜间隙内注射，埋伏牙的牙冠周围麻醉，翻瓣后再做智齿的牙周膜间隙内注射。不会因为牙周膜间隙内注射而造成干槽症增加情况。

▶ 即使是完全埋伏的智齿，仅在浸润麻醉和牙周膜间隙麻醉下就足够拔牙，不一定非要进行传导阻滞麻醉。

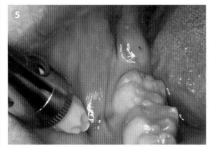

颊侧膜龈移行部。

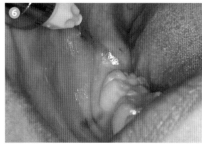

远中处。

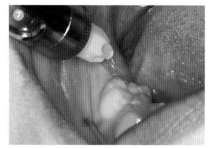

舌侧。

切口设计

（1）远中切口

▶ 远中切口的起点设定在舌侧远中转角处。

▶ 必须触诊，将切口设定在有骨头的部分。一般建议是从第二磨牙远中颊中点开始切开，但这种切口舌侧有时会有覆盖的牙体，从而要重新剥离舌侧牙龈，因此要从第二磨牙舌侧远中转角处开始，在骨面上以45°角向颊侧远中。

▶ 绝对不能从舌侧转角直着向远中切开，第二磨牙的正后方是没有骨头的。

（2）颊侧垂直切口

▶ 颊侧垂直切口设定在第二磨牙近中颊侧转角（理由参见第3章）考虑到血供，基底部留宽些。

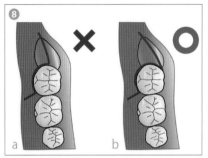
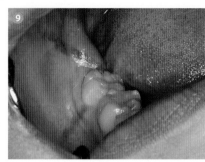

❽❾远中切口起点的颊舌向位置。

牙龈切开、剥离

1. 完全埋伏病例

（1）远中切开

▶ 远中切开时，由于磨牙后牙龈比较厚，不一定必须一刀切到骨膜。可以在第一个切口的最深处追加切开❿。

▶ 首先用手指触摸感觉骨头，从远中舌侧转角处斜向颊侧切开❿⓬。

▶ 从远中的可动黏膜开始切开时，用手指朝切开的反方向加力使黏膜绷紧⓫。

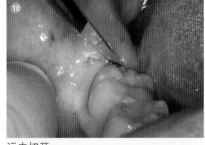
远中切开。

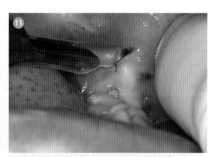
远中切开的起始处是可动黏膜的情况。

（2）颊侧垂直切开

▶ 颊侧垂直切开的部分，从牙颈部向膜龈联合部切开的话可以做出漂亮的切口⓭（参见第3章）。

▶ 可以切到可动黏膜，但只要不超过膜龈联合，肿胀会轻。

▶ 从膜龈联合处向牙颈部切开的情况下，在膜龈联合处用手指沿切开方向的反方向加力固定可动黏膜，使其绷紧方便切开。

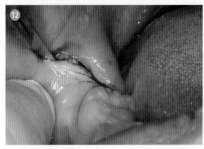
在骨面上向外侧。

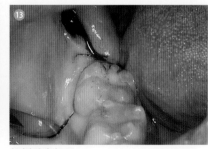
颊侧垂直切开。

▶剥离垂直切口的最下端的骨膜。这部分的骨膜与骨结合不强，所以这部分最容易剥离 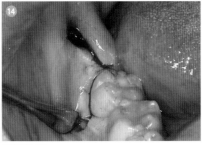。如果从牙颈部开始剥离的话，环状韧带的附着很强，容易伤及牙龈瓣的角。如果是没有完全切开骨膜的情况，用手术刀重新切开骨膜。

▶在切口下端的骨膜下，用剥离子向远中插入。就这样向牙颈部抬起，翻瓣到牙颈部。

▶对于牙颈部的环状韧带，用手术刀与骨平行如弹拨样切开分离 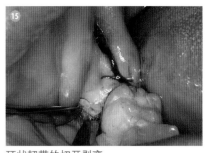。

▶在埋伏智齿的远中的牙槽嵴顶，骨膜与骨的附着十分紧密，所以与其说是剥离更像是用手术刀从骨面上切开分离。确保充分的术野非常重要 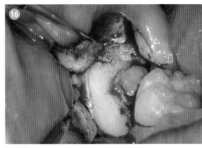。

▶用车针去除一部分骨，露出牙冠 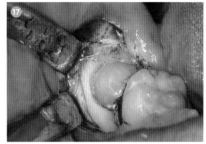。

剥离骨膜。

环状韧带的切开剥离。

翻瓣。

暴露牙冠。车针部分去骨。

2. 半埋伏病例

▶手法与完全埋伏牙的相同。远中切开从半埋伏牙的远中舌侧转角开始。

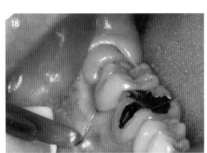

颊侧垂直切开。

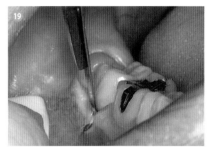

环状韧带的切开剥离。

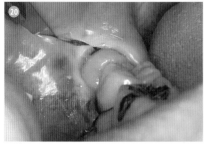

远中切开。

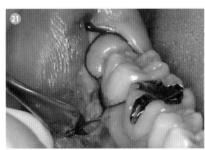

剥离骨膜。

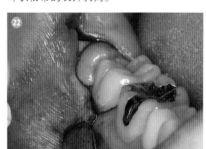

剥离骨膜。

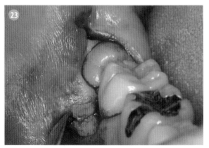

剥离骨膜。

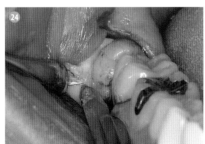

环状韧带的切开剥离。

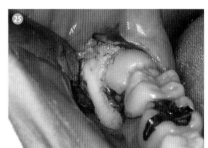

暴露牙冠。

3.剥离

▶ 剥离要从骨膜和骨结合松散的膜龈联合部开始。

▶ 这种垂直切开中，骨膜没有被完全切开时需要重新用手术刀切开骨膜。

▶ 剥离子在切口下端的骨膜下向远中插入，顺势向上移，用剥离子将牙颈部翻起，在牙颈部的垂直切口处，将环状韧带剥开。

▶ 手术刀与骨面平行，沿着骨面滑动弹拨，朝向远中将牙颈部的环状韧带切开分离⑮。

▶ 磨牙后部的牙槽嵴顶的骨面粗糙，骨膜附着非常强，所以与其说是剥离，更接近于用手术刀从骨面将其切开分离的感觉。剥离是为保证充分的术野，所以很重要。

牙冠的暴露，外形高点处的开放

▶ 去骨用直机，慢弯机，快机都可以。虽然有说法称不可以用快机去骨，但在临床上不会发生愈合延迟的情况。

关键是要暴露牙颈部和颊侧的最大隆起㉖～㉘。

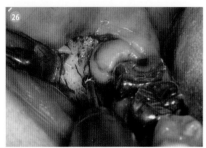

直机去骨。

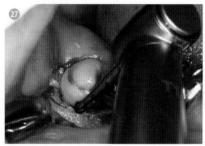

弯机去骨。

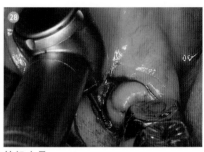

快机去骨。

▶ 如图㉙所示，有很多书建议将颊侧的皮质骨大范围去除到埋伏牙牙冠下方。但是，颊侧骨下降后，第二磨牙远中根的远中面暴露会出现牙本质过敏，所以应如㉚所示，尽量将颊侧骨皮质保持在高位，在牙冠的颊舌向做

箱形去骨。

▶ 为此，车针应该像图㉛和图㉜那样垂直立起来使用。与其说是去除颊侧骨，不如说是去除埋伏牙上覆盖的骨。

㉙错误地去除颊侧骨。上颌智齿的拔牙需要向第10章所述，完全暴露出牙颈部，但下颌要尽可能保留颊侧骨。

㉚颊侧去骨的方法。以牙冠宽度为参考做箱形去骨。注意尽量不要降低颊侧牙槽骨的高度。

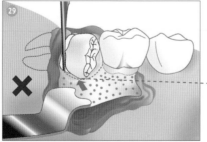

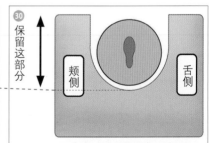

㉛最大隆起处被骨覆盖。

㉜为了不让颊侧的牙槽骨顶下降，车针要立起来去除颊侧骨，敞开牙冠的最大隆起处。绝对不能像㉙那样将颊侧骨去除到牙冠最深处。

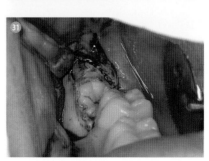

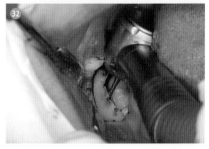

分割牙冠

牙冠分割线下方只要不紧邻下颌管，分割牙冠时就不用担心下颌管损伤，所以可以没有顾虑地分割。

1. 分割车针的选择

▶ 稍微粗一点的车针切割效率更高，另外刃部短的车针不容易伤及牙龈。金刚砂车针和Zekurea等的刃部长的车针容易损伤牙龈，需要注意。笔者用#1557的车针分割到能够到的深度，够不到的话换用德国Bulasera公司的种植车针XXL分割 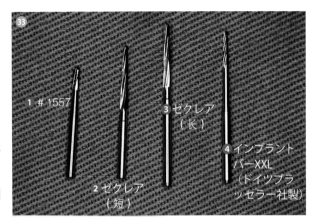。

　　　　・浅的部分用❶切割，深部用❹切割。
　　　　・❷❸的刃部较长，所以深部切割时刃的上部容易伤及牙龈。
　　　　・❹深部切割时也不容易伤及牙龈。
　　　　・为了防止车针折断，有的诊疗机构也使用金刚砂车针，但效率较低。

2. 车针的角度、运动方式

▶ 分割时为了不形成倒凹，手机头部希望倒向远中，但由于磨牙后部的空间问题，有时很难做到。

▶ 首先分割是必需的，所以小要太纠结车针的朝向。

▶ 与其为了不产生倒凹，花时间纠结机头朝向，不如先完成分割，然后再去除产生倒凹的牙体 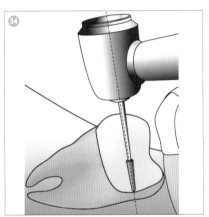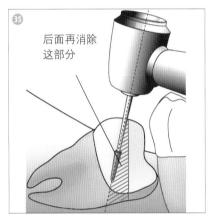。

分割牙冠时车针的近远中向角度。希望车针能达到图中所示的角度，但没有必要一定要用这个角度。

即使用了产生倒凹的角度也没关系。首先分割开是最重要的。分割以后再把倒凹的部分磨除就好了。

▶ 分割时车针的运动是钟摆状 ~ 。精力集中在车针的尖端，沿着牙齿的断面形态切割。

▶ 分割部分下方没有下颌管的时候，车针可以稍微切入底部的骨中彻底分割牙冠 。

▶ 拔牙后即使看到骨面上有被车针磨切的痕迹，在临床上也完全没问题。

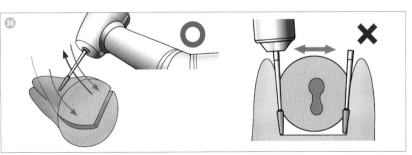

左：正确的车针运动方式（钟摆状）。右：错误的车针运动方式（完全横向运动的话，会磨除本来不必要去除的骨）。

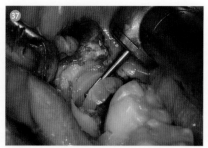

快机向舌侧倾倒分割颊侧。

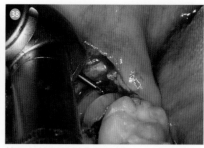

快机向颊侧倾倒分割舌侧。

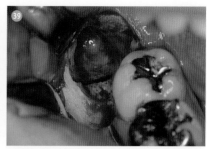

骨面上有车针磨出的沟，但出血不多。下颌神经管不紧邻分割线下方时，应彻底分割牙冠。

▶ 如果分割不彻底，剩余的部分翘断的话，深部有时会断裂成倒凹❹。

▶ 即使没有形成倒凹，仅是裂开的牙体互相接触，牙冠也不容易出来。

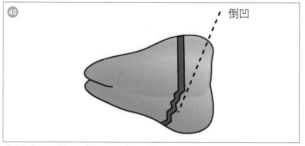

分割时尽可能不残留深部的牙体。

3. 分割方法

▶ 牙体容易残留的是舌侧下方1/4的部分。如果不能直视看到残留的这部分，可以加大分割缝隙，直到看见。

▶ 分割处下方紧邻下颌管的时候，如❹那样增大分割间隙，看着最深处磨除到深部只剩薄薄的一层牙釉质，然后用牙挺分开，这样就不会损伤下颌管。

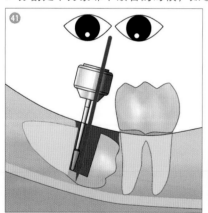

分割线紧邻下颌管的情况下的分割方法。

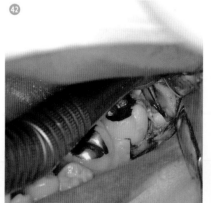

❹❹拓宽分割线，在能看见最深处的状态下磨除可以确保安全。❹拓宽分割线后，牙冠分离前的状态。

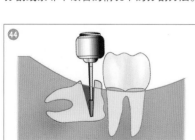

为了能看到最深处车针的尖端，上方可以成宽V形磨除牙体。

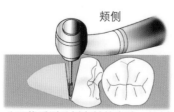

为了能看到舌侧车针的尖端，颊侧可以成宽V形磨除牙体。

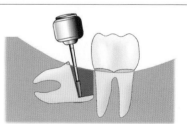

为了能看到最深处车针的尖端，可以磨除上方的牙冠。

在最深处或舌侧，无法看见车针的尖端，这是害怕对分割牙冠的主要原因。在熟练之前，可以像图中所示，在能看到车针尖端的情况下，磨除牙体就可以了。

▶ 埋伏牙牙冠进入第二磨牙远中倒凹的话，为了解除倒凹，必须要扩大分割线的间隙④。

▶ 车针尖端如果大幅度超出牙体去分割的话，可能会损伤到舌神经。注意不要在舌侧进钻过深。为了防止损伤舌神经，有的医疗机构建议事先剥离舌侧黏骨膜，在舌侧皮质骨与黏骨膜瓣间插入剥离子。

▶ 由于去骨是箱形磨除的，牙冠分割后牙冠仍然难以脱出的情况下，可以进一步将牙冠分为颊、舌侧两部分④～⑤。

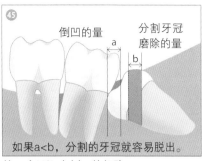

第二磨牙远中倒凹的解除。

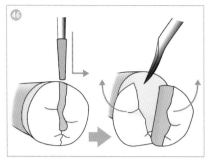

牙冠的颊舌向分割。

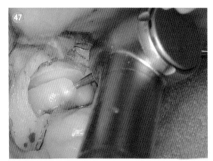

分割牙冠后，再进一步做颊舌向分割。

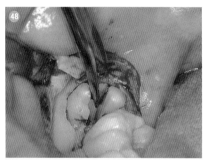

在车针制备的沟内插入牙挺完全分开。

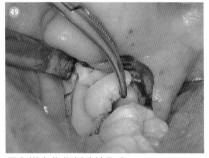

用弯钳夹住颊侧碎块取出。

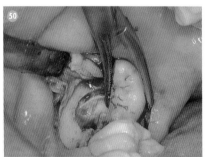

取出舌侧碎块。

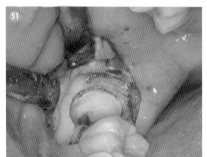

牙冠被完全去除。颊侧磨除的骨量很少。

多说一句1

分割牙冠是用快机还是高速弯机？用裂钻还是金刚砂钻？

▶ 由于快机裂钻分割牙冠有时会发生车针折断或者气肿，所以从医疗安全角度考虑，有很多大学附属医院变成用高速弯机加金刚砂钻来分割了。

但实际临床中，使用过裂钻的牙科医生都反映说"金刚砂钻分割太花时间很烦躁""总是无法分割所以不知不觉就加力，动作变得很粗暴""分割时车针的感觉变得迟钝，不容易弄清现在在切什么""下颌埋伏智齿的拔牙变得好像就应该花很长时间一样"。

另外，年轻的牙科医生习惯用金刚砂钻后，一用裂钻就频繁地出现车针折断。这是由于金刚砂钻不

会折断，所以他们用快机的方法变得非常粗暴。

气肿也是，如果认真翻瓣，彻底反转牙龈，保证空气排出通道的话，气肿是不会那样频繁发生的（关于气肿参见第17章）。也就是说，只要使用恰当的话，快机裂钻分割牙冠也本来是不会有问题的。

不怕别人批评的说，用高速弯机和金刚砂车针可能不会引起什么事故，但在笔者看来，这是只重视所谓不出事故就行的医疗安全，而放弃提高技术的做法。我认为记住什么是危险的也是教育的一部分。

多说一句2

分割牙冠为什么花了很长时间？

（1）车针磨不动

车针磨不动的话就会多花时间，很烦躁地去增大压力可能会造成事故。

（2）过分担心下颌管的损伤

从牙冠露出的部分和X线片上，想象牙冠的大小，车针要磨除到什么深度，首先决定这个大概的深度，磨到哪里为止不用害怕，一口气磨到位。另外，在分割过程中，从沟内看到的牙体断面等也可以推测牙齿的大小。拓宽分割线的话，就可以更清楚地看到较深的部分。

（3）切割时，不是车针刃的部分，而是连接的光滑杆在与牙体接触

分割牙冠时间过长，可能是因为车针垂直立起做颊舌向运动。这种运动方法与牙体接触的不是刃部，而是连接杆，所以切割效率很差。而且，垂直立起的运动将磨除本不需要去除的骨。车针要做钟摆式运动❸❻~❸❽。

（4）快机分割不要半分不分的，要彻底分割

X线片看到分割线下方没有紧邻下颌神经管，用车针分割甚至可以切到骨内一点去彻底分割牙冠。即便牙冠下方的骨被车针磨出一条浅沟也是没有任何问题❸❾。

利用牙挺使牙根脱位

1. 颊侧沟的制备——不容易造成神经麻木的牙挺使用法

▶ 插入牙挺时应与牙根的轴向一致，这虽然很重要，但要与水平埋伏牙的牙轴方向相同去插入牙挺在多数情况下是很困难的。而且，根尖邻近下颌管时，牙挺沿着牙轴方向插入的话，向下挤压牙根，容易造成下颌管的压迫，产生神经麻木。为避免这些，有必要用一种绝对不让牙根压向根尖的牙挺使用法。这样的时候，可以在颊侧制备一道沟。

▶ 牙和颊侧皮质骨的交界处，牙冠分割断面向牙根方向制备一条沟❺❷a，b，方便牙挺作用。

▶ 车针垂直竖立形成这道沟。

▶ 沟的宽度比一根车针略宽，制备时要比埋伏牙的最大隆起处深一点。

▶ 牙挺从正上方插入制备的沟内，转动牙挺使牙根朝前方移动❺❷c，d。这时要良好地利用牙挺的刃部（不是牙挺尖端，而是两边）。

▶ 沟的宽度太宽、深度比最大隆起浅等，都会使牙挺空转，所以要巧妙地制备这道沟。

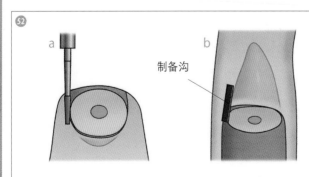

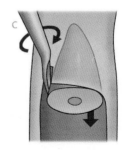
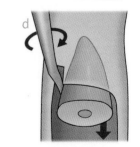

a，b颊侧沟的制备
为了让牙挺有效作用，在牙和颊侧皮质骨的交界处用车针制备一道沟。沟的宽度比牙挺刃部的厚度略宽，制备时要比埋伏牙的最大隆起处深一点。注意如果沟的宽度太宽，会使牙挺空转。

c，d牙挺的插入，脱位
牙挺从正上方插入沟内，使用牙挺的刃部使牙根朝前方移动，像图中箭头所示方向转动的话，不会把牙根下压。这种牙挺的使用方法还可以避免将牙根压向舌侧，避免造成舌侧骨壁的断裂。

▶ 牙挺从牙根垂直方向插入颊侧制备好的沟内。

▶ 向着埋伏牙根前方脱位的方向，转动牙挺用刃部使牙根从前方脱位❸❹。

▶ 牙挺无法很好地卡住牙根的时候，可以在牙根上再制备

一道能让牙挺卡住的沟❺。

▶ 多根牙，如果不是根分叉很大或有弯曲的话，也很容易脱位。

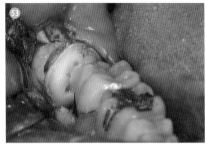
牙冠去除后。

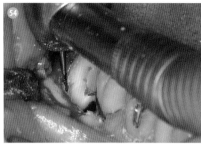
用车针在颊侧制备沟。

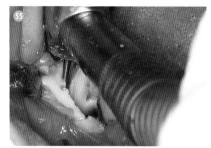
深度比最大隆起处深。

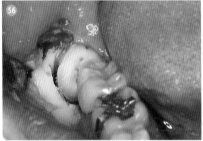
沟制备完成后。

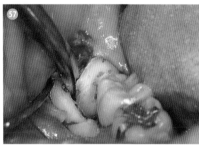
从正上方插入牙挺。

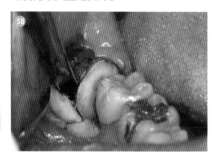
转动牙挺让牙根向前移动。

要点

牙挺要巧妙地利用间隙（颊侧沟）！

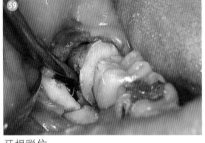
牙根脱位。

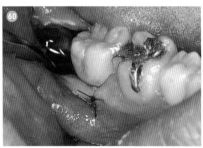
缝合。

2. 为了使刃部卡住而制备的沟

▶ 牙挺刃部卡不住牙根的时候，可以在牙根侧面制备一条沟，方便牙挺刃部作用❻～❽。

▶ 牙挺的刃部可以卡住的状态下，一转动牙挺就可以使单根牙很简单地向前方脱位。**巧妙利用牙挺的刃部！**

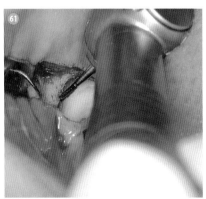
用车针在牙根侧面制备沟。

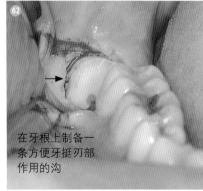
在牙根上制备一条方便牙挺刃部作用的沟

制备后的沟。

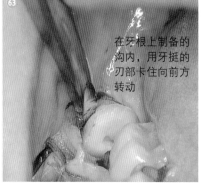
在牙根上制备的沟内，用牙挺的刃部卡住向前方转动

在牙根上制备的沟内，用牙挺的刃部作用，使牙根向前方脱位。

3. 在"倒置埋伏牙"的牙根背面制备辅助沟

▶ 根尖的位置比牙冠高，既"倒置埋伏牙"的情况下，很难按牙轴方向插入牙挺。而且，即使在颊侧增隙，也很难脱位。这种时候，在牙根背面制备辅助沟，牙挺向里插入，以牙根背面的骨为支点，将牙挺柄向远中倾斜。

▶ 牙挺可以插入的不仅有牙周膜间隙，插入牙体上形成的辅助沟也会很有效。

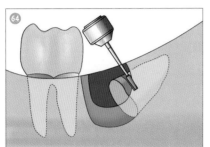

在牙根背面制备辅助沟。

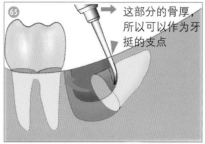

这部分的骨厚，所以可以作为牙挺的支点

牙挺逆向使用，以骨为支点，牙挺向后方倾斜。

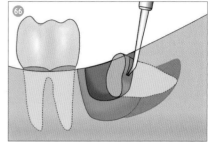

牙根从前方脱出。

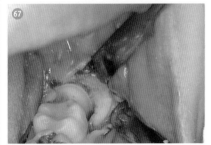

牙冠分割完毕。

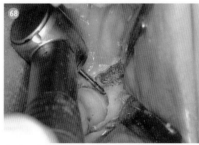

去除牙根背面的骨。

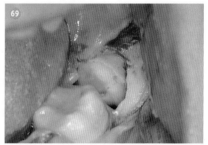

暴露牙根背面。

要点1

背面辅助沟的位置如果距离牙冠分割断面太近的话，牙体就会断裂破坏辅助沟，所以要在稍离开牙冠分割面的牙根侧制备辅助沟。

⑦ 制备根背面辅助沟。
⑦ 根背面辅助沟制备完成。

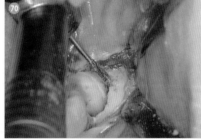

要点2

牙挺巧妙地借力背面辅助沟！

⑦ 牙挺插入沟内。
⑦ 牙挺向远中倾倒，牙根从前方脱位。

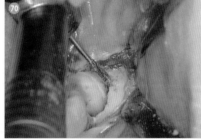

分根

1. 从牙根上方分割还是从中央分割？

▶ 牙根如果有弯曲、分叉大，需要分根的时候，从远中根的上方分割❼❹。

▶ 分根的时候，很多书上说要从牙冠分割后的断面的中央朝向根分叉处分割，这是完全没有必要的。如图❼❹那样与前一页在牙根背面制备辅助沟一样，应该从远中根的

上方分割。这种分割方法，只要深部还有近中根存在，就没有损伤到下颌管的危险，因此可以放心分割。

▶ 分根后，沿着分割线从上方插入牙挺，先拔除下方的牙根（近中根），再拔除上方的远中根❼❻～❽⓿。

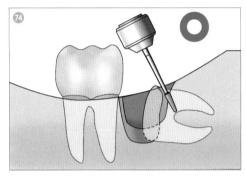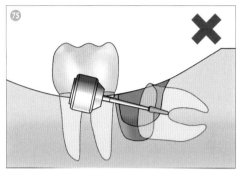

❼❹❼❺牙根分割的位置和角度。很难从分割面中央分割。

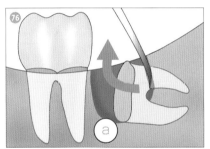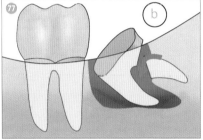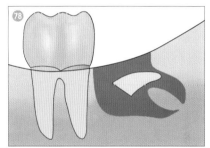

❼❻～❼❽从上方分割的话，可以顺利地使用车针。先拔除下方的牙根后，上方的牙根也容易脱位。❼❻a是近中根脱位的方向，❼❼b是远中根脱位的方向。

▶ ❼❺如果从牙冠断面中央朝向根分叉的方向分割的话，从车针的方向看就很难。就算能成功分割，两个根的断面也会互相阻挡难以脱位，需要进一步磨除分根处的牙体。

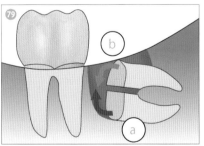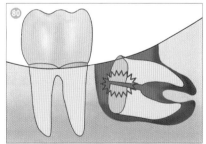

❼❾❽⓿从分割面中央开始分根，角度上很难达到，两个牙根互相阻挡也难以脱位。

2. 制备沟后拔除

▶分为两个根后，在颊侧增隙使用牙挺（颊侧沟），或　　　　　前方脱出（背面沟）⑧1 ~ ⑧4。
在牙根分根的沟内反向插入牙挺，先把下方的牙根向

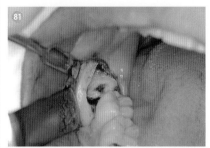
牙冠分割后去除根背面的骨。

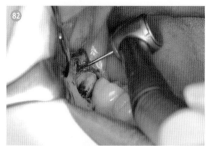
从根背面瞄准根分叉部。

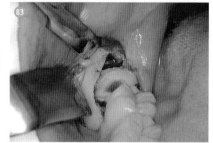
在分叉处分断。

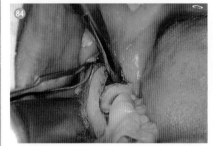
分根后插入牙挺，向远中倾倒，近中根向前方脱位。

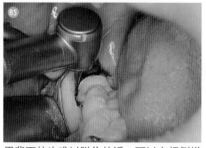
用背面的沟难以脱位的话，可以在颊侧增隙后脱位。

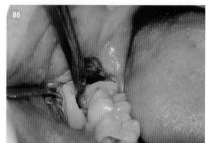
近中根脱位。

要点3

牙挺要巧妙利用各种沟（颊侧沟，背面沟）！

⑧7近中根拔除。
⑧8制备远中根颊侧沟。

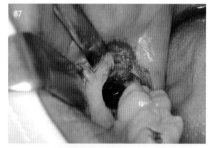

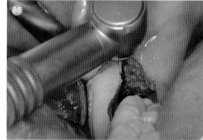

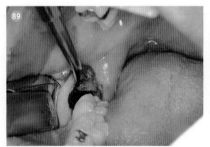
拔除远中根。

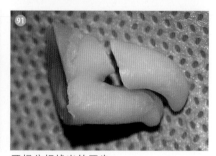
远中根向下挺出。

牙根分根拔出的牙齿。

缝合

1. 缝闭创口还是开放创口？

▶ 术后创口是否缝闭存在争议，但笔者三角形切除第二磨牙远中牙龈形成开放创口的情况居多❾❷❾❸。

▶ 开放创口肿胀、疼痛较轻，不容易感染，但食物残渣容易滞留。缝合创口食物残渣不容易滞留，但肿胀、疼痛都更强烈，印象中有过一段时间发生感染的情况。

缝合创口和开放创口的愈合过程比较

开放创口	缝闭创口
·肿胀、疼痛少 ·感染少 ·远期食物容易陷入 ·第二磨牙远中骨及牙龈容易吸收、退缩	·肿胀、疼痛稍微严重 ·食物不会陷入 ·过一段时间可能发生感染 ·颊侧剥离部分容易形成硬结

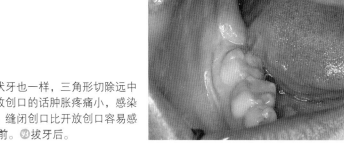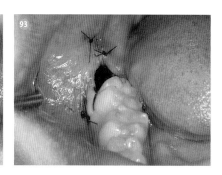

❾❷❾❸完全埋伏牙也一样，三角形切除远中牙龈形成开放创口的话肿胀疼痛小，感染的风险也少。缝闭创口比开放创口容易感染。❾❷拔牙前。❾❹拔牙后。

2. 缝闭创口

▶ 如果缝闭创口的话需要留置引流条（严格来说，有引流条也算开放创口……）。引流条的位置是远中切口的后端和垂直切口的下端。远中后端的软组织较厚，所以第二天拆除的话，可以一期愈合，垂直切口下端因为下方有骨支撑愈合也很好。

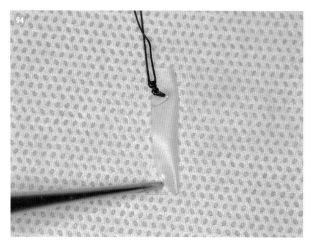

❾❹❾❺创口缝闭的话，磨牙后区切口的远端要留置引流条。
❾❻颊侧垂直切口最下方留置塑料引流条。为了不丢失引流条，要缝在牙龈上。

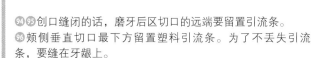
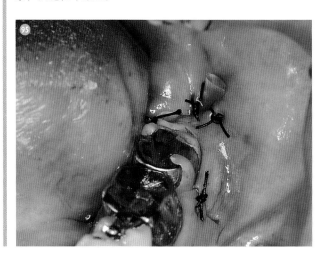
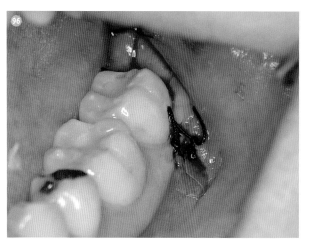

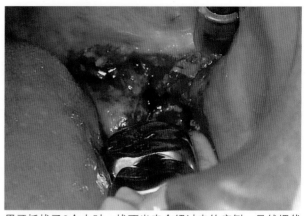

拔牙中途被转诊过来的病例的共通问题点

▶ 有不少拔牙中途被迫中断，然后急诊转诊到本科室
的患者，这些病例有共通的地方：

① 在看不见的情况下拔牙的（=没有翻瓣，没有做必要
的去骨）。

② 没有做必要的去骨或倒凹没有消除的。

③ 没有有效使用牙挺的（牙挺没有进入到牙周膜间隙
内，牙周膜间隙不明确的话应该增隙）。

一共以上3点。

用牙挺拔了2个小时，拔不出来介绍过来的病例。虽然埋伏
牙，但诸如牙龈切开，牙冠分根，制备辅助沟等都没做。所
有的创伤都是牙挺捅来捅去造成的。

远中倾斜牙的拔牙

▶ 牙冠远中倾斜的情况下，牙根如图 97 所示。这种牙拔牙
的话，沿着牙根弯曲需要将牙冠向远中倾倒。为了牙冠
能向远中倒，需要用车针分割去掉牙冠的远中部分，创

造空间。之后用牙挺在近中颊侧转角作用，使牙冠向远
中倒就可以了 102 。

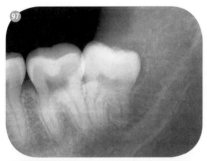

左下8半埋伏牙（远中倾斜牙）的牙片。
远中倾斜的牙冠的远中半边埋伏。从牙根
弯曲看来，牙冠需要向远中倒才能拔出。

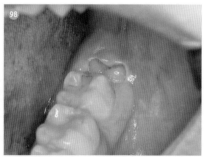

术前。

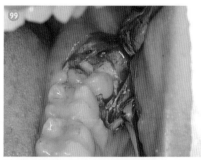

切开覆盖牙龈及翻瓣，露出牙冠。

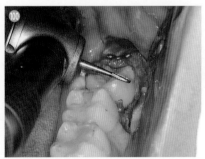

把形成倒凹的牙冠远中部分，从咬合面斜
行分割。

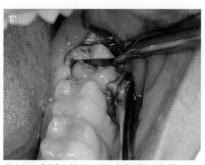

分割形成倒凹的牙冠远中部分，去除。

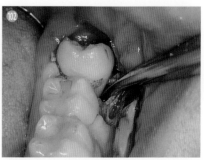

牙的拔除。考虑牙根的方向，在近中颊侧
转角处用牙挺插入，将牙冠倒向远中拔
出。

牙胚拔除

▶ 剥离、翻开牙龈瓣，去骨露出牙胚的咬合面，做十字形分割成4份去除。去骨少、拔牙快。

▶ 首先用车针在颊舌向分割，先去除远中块。如果与埋伏牙一样先去除近中块的话会变困难。远中的分割块再进一步分割为颊舌两半然后去除。将近中块向远中腾出的空间移动，再分割成两半取出。

▶ 关键是先去除远中块。牙根尚未形成，所以在去除远中块后得到的空间内，很容易使近中块移动进去。

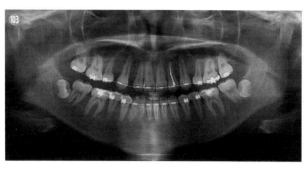

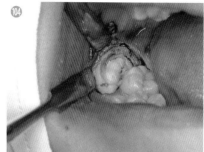

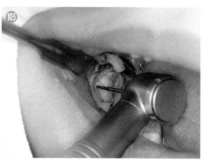

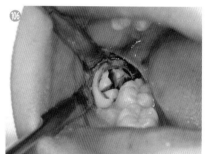

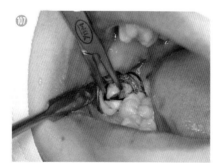

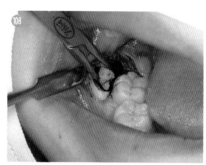

⑩③ 曲面断层。
⑩④ 翻瓣后用球钻去除覆盖骨，露出咬合面。用车针将牙胚分割。
⑩⑤ 用车针将牙胚分割。
⑩⑥ 十字形分割牙胚为四份。
⑩⑦ 四分后的牙胚用持针器一一取出。
⑩⑧ 只用咬合面大小的去骨就可以拔牙。

要点4 对应不同牙根状况的下颌埋伏智齿的解决方法

①牙根肥大
・牙根磨除、分割
・去骨

②卡抱住骨的牙根
・瞄准根分叉部分根
・从牙根的颊侧将卡在牙根之间的骨去除

③根分叉大
・瞄准根分叉部分根

④牙根弯曲
・朝向弯曲可以脱位的方向倾倒牙根
・去除阻挡牙根倾倒的牙体、骨，推倒牙根

⑤多根
・分割

⑥骨融合
・牙根分割
・牙体磨除

第12章

以牙齿状态分类的拔牙方法④
上颌正中多生埋伏牙、前磨牙的部分埋伏、前磨牙的舌侧移位牙等

　　难拔的牙，需要特殊方法才能拔的牙，不仅限于埋伏智齿。儿童上颌正中多生埋伏牙或正畸治疗患者的错位牙或倾斜牙等，都不是普通的牙，要归入复杂牙的类别。其实，对这些牙并没有什么特殊的拔牙方法，只要将前面各章所述的辅助措施和方法应用起来，就能相对简单地把它们拔除。

上颌正中多生埋伏牙

1. 埋伏位置的定位方法

▶上颌正中多生埋伏牙的埋伏深度可以从牙片或曲面断层片上明确。

▶埋伏的位置是在 1|1 的唇侧还是腭侧，教科书上要求用牙片的偏转投影法或牙轴方向投照或拍CT来确定。但实际中，从对 1|1 的唇侧牙龈的牙颈部到前鼻棘的高度进行触诊，没有摸到硬的膨隆的话，就可以判断是在腭侧埋伏。因为上颌正中的唇侧牙槽骨并不厚，如果是在唇侧埋伏，一定会摸到硬的膨隆。这时仔细观察腭侧牙龈的话，就能发现腭侧牙龈是隆起的。

▶另外，还可以用切端的朝向预测埋伏的位置。1|1 的切端朝向腭侧的话，多生牙一般在腭侧埋伏（ 1|1 的牙根被多生牙向唇侧挤压，切端朝向腭侧），朝向唇侧的话，在唇侧埋伏的可能性更高。

2. 切开

▶教科书上建议拔牙时从 C+C 或者 3+3 的腭侧牙颈部切开，翻腭瓣。但实际上，腭侧牙龈硬而厚，所以翻瓣很困难，创口也会很大❶a。

▶为了方便翻瓣，可以在腭侧正中加竖直切口对称翻开，根据埋伏位置不同，做❶c那样的小三角瓣也足够。

▶无论对称翻开还是三角形翻开，都不用担心牙龈瓣血运不良的问题。

❶

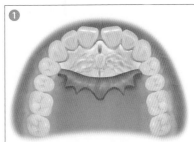

a　通常的腭侧瓣翻瓣。剥离范围广。瓣厚且硬，翻转困难。

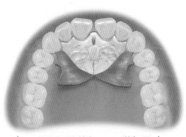

b　对称翻瓣的切口。附加正中切口，将通常的腭侧瓣分成两部分分别翻开。

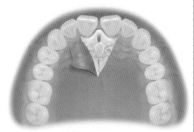

c　三角形腭侧瓣翻瓣。

上颌正中多生埋伏牙的拔牙切口。

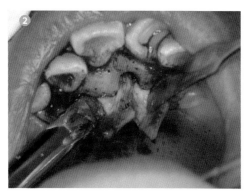
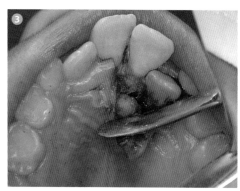

❷2+2的腭侧翻瓣。
❸附加上腭正中切口，只切开一半的腭侧翻瓣。

3. 去骨，露出埋伏牙

▶ 从X线片和腭侧骨微小的隆起（也有没有隆起的情况），预测埋伏的位置，用直机或者慢弯机配合球钻去除腭侧骨。

▶ 倒立埋伏的情况下，去骨会使牙根的断面露出，所以要仔细观察，不要看错。

▶ 确认了牙冠的一部分或者牙根的断面后，用车针去除其周围的骨，然后拔牙❹~❾。

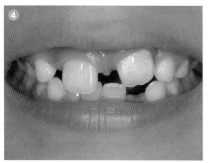

上颌正中多生埋伏牙。

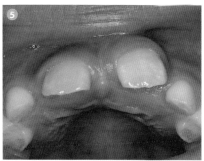

咬合面观。

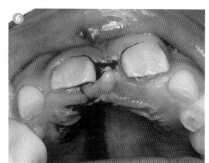

从牙颈部向腭侧做三角形切开。

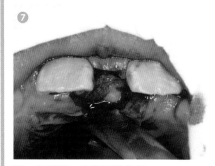

翻三角形瓣，去除覆盖的骨。

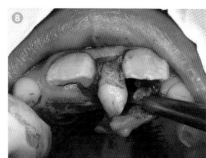

去除埋伏牙周围的骨，使牙脱位。

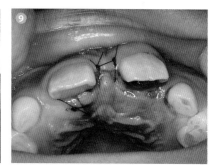

缝合。

4. 从唇侧进入

▶ 从牙片或全景片判断埋伏牙的位置位于1|1（或A|A）之间的时候，或者在比根尖更靠上方的情况下，可以不损伤1|1（或A|A）而从唇侧进入。

▶ 这种情况下从唇侧进入的视野、操作性都更好，拔牙可以轻松完成。

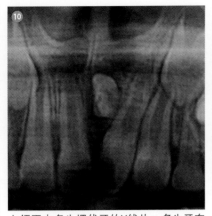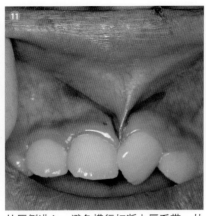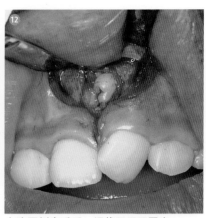

上颌正中多生埋伏牙的X线片。多生牙在 1|1 的牙根之间，所以判断可以不伤及 1|1 牙根而从唇侧拔牙。

从唇侧进入。避免横行切断上唇系带，从唇侧进入。

去除唇侧皮质后，埋伏牙牙冠露出。

前磨牙的部分埋伏

拔除没有空间的部分埋伏牙

▶ 如⑬所示的半埋伏牙，只是这样的话无法使用牙钳或牙挺。这种情况下，先将牙冠沿着牙颈部分割除去，利用这部分空间让牙根脱出。这种情况也可以：

①翻牙龈瓣

②分割牙体
③为能使用牙挺，在牙体和骨之间增隙
附加以上这些前文叙述过的基本操作方法⑬～⑰。

要点1 拔除没有空间的半埋伏牙

①翻牙龈瓣
②分割牙体
③为能使用牙挺，在牙体和骨之间增隙

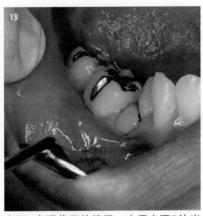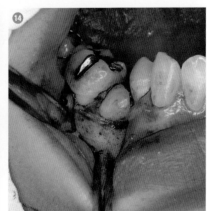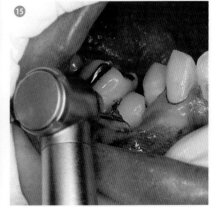

右下5半埋伏牙的拔牙。由于右下5的半埋伏状态没有拔除的空间。

颊侧翻瓣。

用快机从牙颈部将牙冠分割。进一步将牙冠分为近远中两部分后去除。

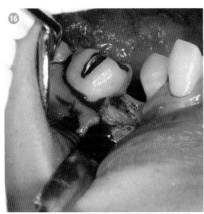

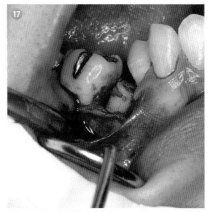

分割后，在颊侧牙颈部沿牙根用快机增隙，方便使用牙挺。

用牙挺使其脱位。空间不足的牙根无法完全脱位的情况下，使用❶的要领再次分割。

前磨牙的舌侧移位牙

舌侧移位牙

▶前磨牙舌侧倾斜或者舌侧移位的情况下，合理使用牙挺是可以拔牙的。但牙冠崩坏时，用牙钳还是用牙挺拔牙都很困难。这种情况下，可以从唇侧向舌侧推出牙体而拔牙。

▶舌侧倾斜或移位的牙齿，牙根在颊侧的情况较多。颊侧翻瓣，在相当于牙根的部分去骨，露出牙根的唇侧面。在露出的牙根上做沟，在这条沟内插入骨凿或牙挺，用锤子敲击，使牙从舌侧被推出。

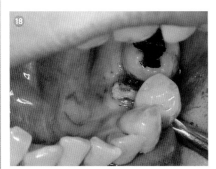

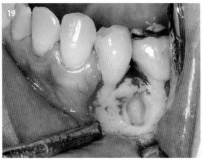

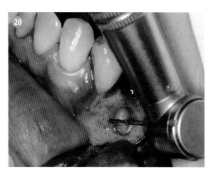

左下5舌侧移位牙。很难用牙钳夹持或用牙挺脱位。

颊侧牙龈翻瓣，在牙根相对的位置去骨使牙根的唇侧面露出。

在露出的牙根上做沟。

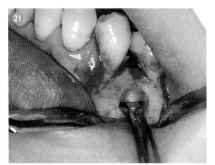

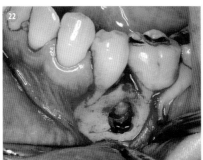

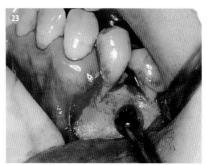

沟内插入牙挺用锤子敲击。

敲击使牙从舌侧脱位。

向舌侧推，将牙拔除。

第3部分

拔牙的相关问题

第13章

无法拔出时的应对

我们在给患者拔牙时经常有怎么也拔不出，比预期花了更多时间的情况，通常我们越着急，情况就容易变得越糟糕。在这种情况下，不要反复进行同样的操作，也不要怕麻烦，关键是要不断运用翻瓣分根去骨等辅助操作。

前言

当我们在拔牙时出现超过预计拔除时间，候诊室里等了一大堆患者，这时候意识到"糟糕了，不应该出手拔这种牙的"，也都是马后炮了。这时只能努力拔除了。这种情况下，如果只是想早点结束而会变得焦躁，操作也变得粗暴，出血也变多，越急躁越糟糕……陷入恶性循环。这种时候最重要的是保持平常的表现，冷静下来。详细观察术野，思考为什么拔不出来，找出导致无法拔除的问题所在才是关键。

无论如何也拔不出来的话，拔牙中途被介绍到作者所在科室的患者也并不少见，这些病例有共同的特点：
①没有翻瓣（术野、视野不清晰）
②没有做辅助沟（没有保证牙挺有作用点）
③没有分割（牙根弯曲或分叉大等倒凹没有消除，牙根与骨的融合面积大）

如果充分地做到这3点的话，我认为什么病例一定都能拔除。如果怎么也拔不出的时候，请试着先解决上述这3个问题点。

> **要点1** 拔牙中断病例的共同问题点
>
> ①没有翻瓣（术野、视野不清晰）
> ②没有做辅助沟（没有保证牙挺有作用点）
> ③没有分割（牙根弯曲或分叉大等倒凹没有消除，牙根与骨的融合面积大）

首先冷静下来，休息一下

我们焦躁时大脑会充血，不能确切的看到手术术野，即使看到也无法正确判断。患者张口时间长很辛苦，所以可以先稍微休息一下。可能有人会认为休息的话候诊室里会更加拥挤，是浪费时间，但让头脑冷静下来能做出冷静的判断的话，反而可以更早结束。例如可以去院长室里喝一杯咖啡思考一下，再重新开始拔牙的时间。稍微休息一下，转换心情，看问题的角度也会变化，这很重要。

重新审阅X线片

再次确认X线片上牙根的状态〔有无长根，粗大，弯曲，分叉大，骨融合（骨融合指牙周膜间隙消失）〕以及骨的状态。可能会有看漏的地方。

另外，为了确认还有多少牙体残留，问题出在哪里等，可以再拍一张X线片。术中拍X线片有助于帮助术者冷静头脑，而且也可以让患者得到休息。

保证能够充分看到
（确保视野、术野）

有牙龈覆盖牙根无法看清的时候，不要犹豫，切除牙龈或翻瓣，达到可以清楚看到牙体的状态。另外，用生理盐水冲洗术野并吸走，用纱布压迫止血，及时擦拭血液，保证术野清晰非常重要。经常能见到术野有血液潴留，在分不清哪

里是牙周膜间隙的状态下，反复用牙挺用牙挺的情况，这种情况下再怎么努力也拔不出来。

能清楚看到是手术的最大原则，希望大家能记住这一点。

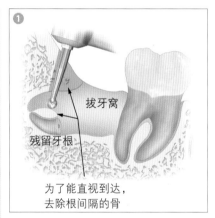

为了能直视到达，去除根间隔的骨

拔牙窝

残留牙根

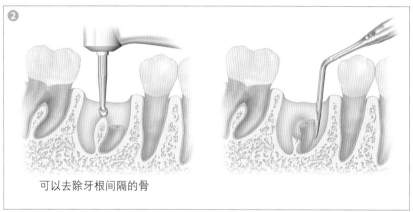

可以去除牙根间隔的骨

要点2 **手术原则**

能清楚看到是手术的最大原则

要点3 **确保视野、术野的关键点**

①翻瓣
②去骨
③清洗术野，用纱布擦拭血液使牙根能够被清晰看到。

思考无法拔除的原因，消除问题点

在正确使用牙挺或牙钳的情况下也无法拔除的时候，原因可能有几点，各自有相应的应对方法。

> **要点4** **无法拔除的原因检查单**
>
> ①倒凹是否解除
> ②是否完全分割
> ③牙挺的位置是否正确（是否插入牙周膜腔内）
> ④牙挺加力的方向是否和脱位方向一致（即使加力，力的方向与牙齿脱位的方向不一样也无法拔除）
> ⑤是否有足够空间可以脱位（分割去除远中倾斜的牙冠的远中牙冠，确保空间）
> ⑥真的看得到吗？（仔细观察）

拔不出来的原因

1. 残留牙体存在倒凹

▶ **原因** 牙冠最大隆起还在骨内，埋伏牙的牙冠在邻牙牙颈部下面，牙冠分割没有完全分割下半部残留（特别是舌侧）等。

▶ **对策** 去骨❸，去牙体❸，分割牙冠，分割牙根。

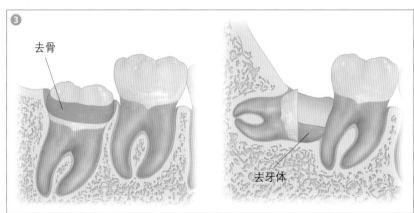

左：牙冠最大隆起还在骨内时，去骨消除倒凹。右：下颌埋伏智齿拔牙时，牙冠的一部分残存造成倒凹的情况很多，仔细看清将牙冠去除。

2. 牙根的肥大，弯曲，分叉大

▶ **对策** 分根❹❺，去牙体，去骨。

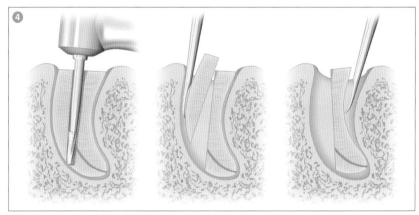

有肥大、弯曲时，单根牙也要分根。

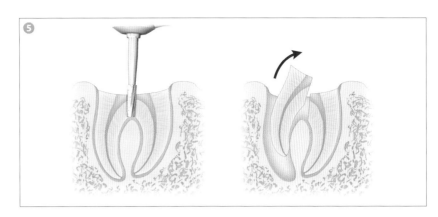

⑤多根牙不要犹豫，分割。

▶ 拔除弯根的时候，为了不造成障碍，先去除一部分牙冠或骨，创造空间⑥。
▶ 牙挺应朝弯根脱位方向用力。

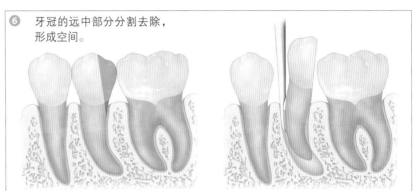

⑥牙冠的远中部分分割去除，形成空间。

⑥左：考虑牙根的弯曲，分割去除牙冠远中的一部分，在远中创造空间。右：利用远中的空间使弯根脱位，在近中插入牙挺。

3. 牙根骨融合（牙周膜间隙窄小，或消失）

▶ **对策** 分根⑦a，牙根与骨交界处增隙（确保牙挺的作用点）⑦b，磨除牙根（可以磨除认为是牙根的地方）⑧。

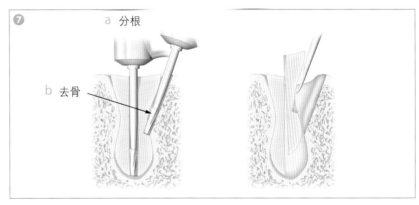

a 分根
b 去骨

⑦牙根骨融合情况的对应方法①。a分根。b去除周围骨。

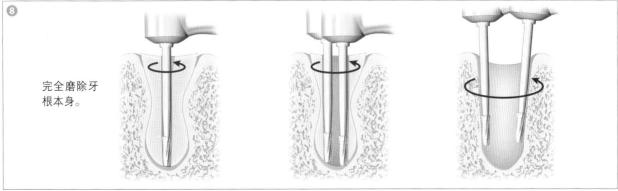

完全磨除牙根本身。

牙根骨融合情况的对应方法②。对于无论如何都无法动摇的牙根，还可以将牙根本身完全磨除。

4. 多根且牙根卡抱住牙槽骨的牙齿

▶ **对策** 从牙根颊侧将牙根之间的骨从根分叉向根尖方向磨除，或者分根❿。

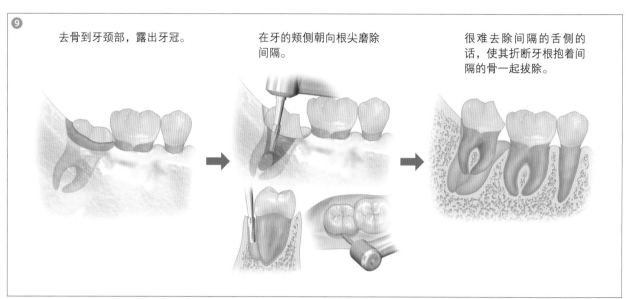

❾ 去骨到牙颈部，露出牙冠。　　在牙的颊侧朝向根尖磨除间隔。　　很难去除间隔的舌侧的话，使其折断牙根抱着间隔的骨一起拔除。

从颊侧去除根间隔，使舌侧折断，牙根抱着间隔的骨一起拔除。

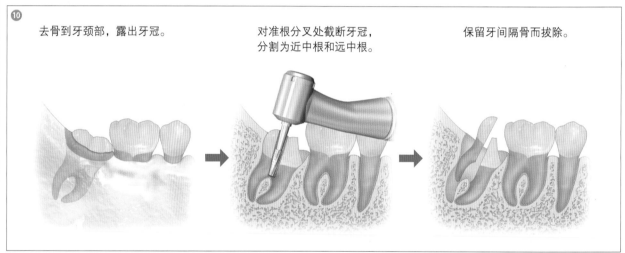

❿ 去骨到牙颈部，露出牙冠。　　对准根分叉处截断牙冠，分割为近中根和远中根。　　保留牙间隔骨而拔除。

分根。

5. 牙根为颊舌向多根，弯曲（在X线上不易发现）

▲ **对策** 分根。前磨牙有分颊舌两根的情况。仔细阅读X线片，改变投影方向再拍摄时可以发现。

⓫⓬用牙钳或牙挺对牙加力的时候，向牙齿动度大的方向施加强力，大幅活动。如果向相反方向运动，会导致牙齿断裂⓫。前磨牙牙根扁平，有时分为颊舌两根，这时分根比较有效。

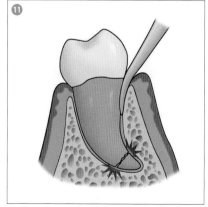

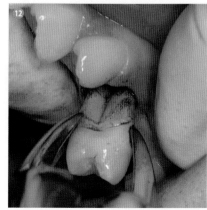

6. 加力方向与牙根脱位方向不一致

▶ 怎么也拔不出的时候，可能会认为这肯定是牙根有弯曲，但真的拔出来的时候却发现牙根没有很大的弯曲也没有骨融合。这多是因为牙挺施加力的方向与牙根脱位的方向不一致所致。

7. 通过根尖切除拔除残存牙根

▶ 上下颌前牙直到前磨牙，都可以用球钻在其唇颊侧根尖所对应骨皮质开窗，然后拔除残根。下颌磨牙颊侧皮质厚所以不适用这个方法，但上颌磨牙的颊侧根是可以尝试的（参照第9章88页）。

勿重复同一操作，尝试新的方法

在临床中经常可以看到有的医生用牙挺毫无效果的操作并且一直重复同一操作的情况。如果用一种操作持续2分钟还没有进展的话，就要用下一招（翻瓣，截冠，制备辅助沟，去骨，或其他），不断尝试新方法是缩短拔牙时间的关键。

> **要点5** **缩短时间的关键**
>
> 没有效果就不要反复做同样的操作（特别是牙挺的操作）
> ——为了解决问题应该尝试不同的对应方法。

> **要点6** **合理配合辅助沟来使用牙挺!**
>
> 棘手的牙最终也可以用根尖挺拔除。为了有效使用牙挺，巧妙运用3种不同的辅助沟是关键（关于3种辅助沟请参见第8章）。

拔不出来的时候有效的辅助措施

（1）用电刀切除覆盖的牙龈显露牙周膜间隙⑬
（2）颊侧牙龈翻瓣显露牙周膜间隙⑭
（3）用车针制备相当于牙周膜间隙的辅助沟⑮

（4）多根牙分根使其单根化⑯⑰
（5）单根牙也可以分根⑱⑲
（6）去骨

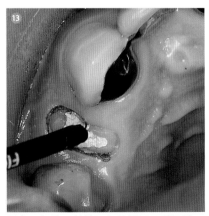

用电刀切除覆盖的牙龈显露牙周膜间隙。

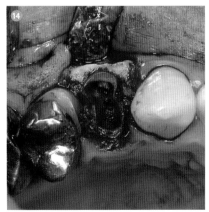

颊侧牙龈翻瓣显露牙周膜间隙。

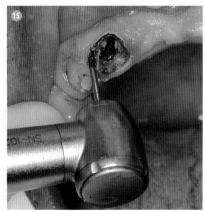

用车针制备相当于牙周膜间隙的辅助沟。

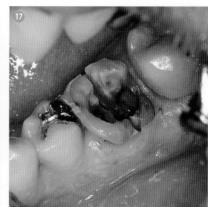

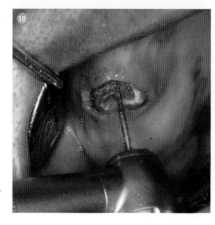

⑯⑰多根牙用两分或三分的方法分根使其单根化。

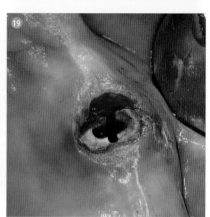

⑱⑲即使是单根牙，有牙根弯曲或骨愈合的话，也要分根。

停止拔牙，让牙根残留

　　遇到口裂小，张口度小，牙根骨融合、弯曲，埋伏位置深无法直视，分割用的车针无法到达，牙挺或根尖挺无法到达等原因下，有时候是无论如何也不能完全去除牙根的。另外也有勉强拔牙会造成掉入上颌窦或下颌管损伤风险很大的情况。这时应将利弊与**患者充分说明，可以保留**残留的牙根。牙根少量残留不一定会导致感染，反而一直没有症状的情况更多。

　　患者不会埋怨你拔不出来，反而因为得到了诚实的解释而变得放心，会更加信任你。鲁莽地前进不是勇气，懂得撤退才是真正的勇气。

> **要点7** 无论如何也无法完全拔除的时候
>
> 无论如何也无法拔除的时候，在和患者充分说明的基础上，停止拔牙将牙根残留也可以。

第14章

拔牙后的处置

即使顺利地拔出了牙，也并不意味着所有的拔牙工作都平安地结束了。为了预防拔牙后出现的问题，不让拔牙窝的愈合延迟，应该确认拔出的牙根、搔刮不良的肉芽组织，彻底止血并详细交代拔牙术后的注意事项。

拔牙后的处置

1. 确认牙根

► 牙根是否有折断，牙根是否拔干净了，这些要用拔出的牙根来确认❶。分割拔牙牙根的时候，要将分割块组合起来，确认是否有牙根遗留。特别是根尖部分的确认尤为重要。

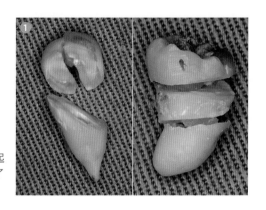

❶牙根是否有折断，必须用拔出的牙根来确认。另外，分割拔除的时候，要将分割部分组合起来，确认是否有不完整的分割块（照片中是为了拍摄方便使用蜡固定的牙根）。

2. 搔刮去除不良肉芽组织

► 存在边缘性牙周炎或根尖病灶的牙，其牙颈部和根尖部有不良肉芽或病变软组织存在。这种炎性组织血管丰富，不刮除会成为术后出血的原因，所以要用挖匙搔刮除去❷。

► 埋伏牙根尖部肉芽组织少，根尖距离下颌管近，所以不一定需要对根尖部做彻底的搔刮。

► 反而是埋伏牙的牙冠部，第二磨牙的远中牙颈部的肉芽组织较多，存在智齿拔除后第二磨牙牙根远中面露出的情况。这部分搔刮的时候，如果用挖匙狠狠地在根面上搔刮的话，会损伤牙根，容易出现牙本质过敏。这种情况下可以用持针器或弯钳夹住肉芽组织将其去除❸。

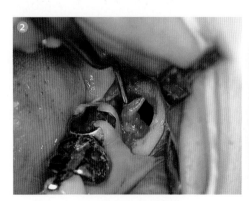

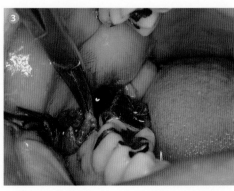

❷挖匙搔刮。
❸用弯钳去除肉芽组织。

3. 确认有无骨的尖锐边缘

▶ 用手指触诊拔牙窝边缘，确认有无尖锐的骨缘。有锐缘的话用骨锉或车针去除。如果忽视，创口愈合后骨锐缘

突出会造成疼痛。可能需要拔牙后再次做牙槽嵴平整术，这样可能丧失患者的信赖，需要注意。

4. 拔牙窝的清洗

▶ 牙齿做了分割的时候，拔牙窝内残留的牙齿碎片要冲洗干净❹。

▶ 翻瓣的情况下，瓣基底部骨膜附着处（骨膜和骨的交界部分）要仔细冲洗。缝合后骨与牙龈瓣之间有牙片残留的话，可能成为感染或长期疼痛原因。

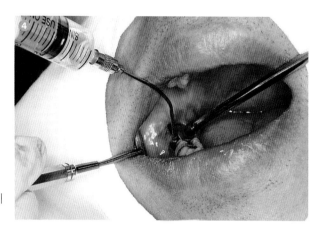

❹用生理盐水将分割牙冠时产生的碎片彻底冲洗干净，吸引出去。

5. 拔牙窝的确认

▶ 搔刮、冲洗后，将拔牙窝内血液充分吸引，确认是否残留有分割牙冠时破碎的牙冠残片。

▶ 下颌埋伏智齿的时候，还要确认舌侧牙槽骨（骨板）是

否有骨折，另外在根尖接近下颌管时要确认下颌管有无暴露。

6. 确认上颌窦有无穿孔

▶ 上颌拔牙时根尖距离接近上颌窦底时，要确认上颌窦有无穿孔。这时如果用挖匙探入根尖，这个操作就很可能

造成穿孔，像擤鼻涕那样在口腔内鼓气，观察是否有空气从鼻子中漏出。有漏气的话说明上颌窦有穿孔。

7. 确认止血

▶ 折叠纱布放在拔牙部位的牙龈上，咬15分钟，确认止血❺。这时要确认纱布是否恰当地被咬在拔牙窝的牙龈上。患者总是倾向于用余留的天然牙而不是拔牙窝去咬纱布，这样没有压迫到拔牙窝，无法起到止血的效果。

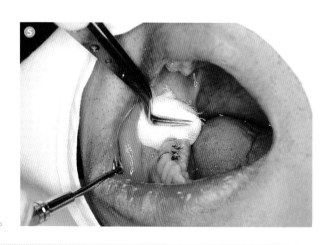

❺折叠厚纱布放在拔牙窝上，让患者咬15分钟。

8. 创口的缝合

▶牙冠完全萌出的牙在不翻瓣拔除的情况下，由于拔牙窝不会收缩、闭锁，所以虽然不是必须缝合，但为了保持凝血块和固定牙龈，最好要缝合。

▶翻瓣的情况下，需要恢复原状定位缝合。

▶完全埋伏的情况下，可以做到一次缝闭（完全闭锁关闭），但缝闭容易造成严重的肿胀和疼痛，在远中做楔形切除后做开放创口❻❼。

▶一次缝闭的情况下，为减轻肿胀、疼痛，需留置引流条（严格来讲留引流条就不能称为一次闭锁关闭）。引流条的位置推荐放在颊侧垂直切口的最下端（黏膜移行处）❽，但放在磨牙后区的远中切开的后端也可以❾。这个部分软组织厚，第二天拆除引流条后还能期待一期愈合。

缝闭创口和开放创口的愈合过程比较

开放创口	肿胀、疼痛少
	感染少
	远期食物容易陷入
	第二磨牙远中骨及牙龈容易吸收、退缩
缝闭创口	肿胀、疼痛稍微严重
	食物不会陷入
	过一段时间可能发生感染，颊侧剥离部分容易形成硬结

▶缝闭创口不会感染的想法是错误的。开放创口二期愈合才不会感染。

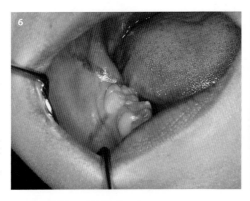
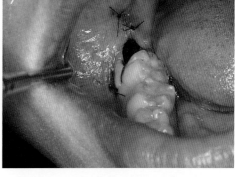

完全埋伏牙拔牙后的开放创口。

❻术前。完全埋伏牙。

❼术后。虽然可以做到一次缝闭，但为了减轻肿胀、疼痛、感染的危险性，修剪远中牙龈，做开放创口。

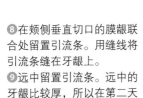
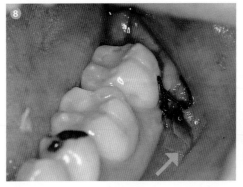
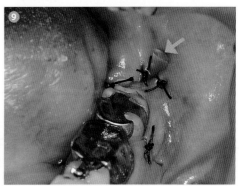

❽在颊侧垂直切口的膜龈联合处留置引流条。用缝线将引流条缝在牙龈上。

❾远中留置引流条。远中的牙龈比较厚，所以在第二天拔出引流条后还可以期待一期愈合。

术后管理

1. 创口管理

▶拔牙第二天确认创口的状态，冲洗干净，一周后复诊拆线。愈合过程没有问题的话，术后复诊两次就可以了。术后需要观察的有无以下情况：缝合创口裂开，感染，溢脓，肿胀，疼痛，术后出血，张口受限，吞咽疼痛，下唇感觉迟钝，鼻腔中空气漏出，皮下淤血等。另外还要观察拔牙窝肉芽形成的状态。

术后愈合过程中的观察项目

全身状态	有无发热，进食状况，服药状况
局部状态	肿胀、疼痛，出血，皮下淤血，感觉迟钝麻木，张口受限，吞咽疼痛

2. 给药

▶ 给予抗生素和止痛药，根据需要还要给予含漱液。

▶ 抗生素是为了预防感染，健康患者的普通拔牙也有学说认为不必给药。但不是说所有病例都可以不给药。从预防感染的角度出发，给予抗菌谱比较广的头孢类或依从性较好的（比较容易遵守服用方法的）阿奇霉素等。

▶ 止痛药可以给予副作用较小的镇痛药物（本身的形态不发挥药物作用，被吸收代谢后才开始发挥药理作用的药物）如布洛芬钠片（Loxonin），如果疼痛厉害的时候也可以给双氯芬酸钠片（Voltaren）。

3. 术后愈合过程的观察要点

（1）疼痛

▶ 对于患者来说疼痛是最大的问题。要跟患者充分说明服用止痛剂就可以完全控制疼痛，让患者安心。止痛剂可以在拔牙之前或之后服用。在拔牙后立刻追加浸润麻醉，可以减轻疼痛。止痛剂可以在疼痛时顿服，但拔牙后第一天定时服用的话几乎不会疼痛。

（2）肿胀

▶ 要事先说明术后的软组织肿胀在拔牙后1天到1天半达到高峰，其后会逐渐减轻。

▶ 用冷水做冷敷有减轻肿胀和疼痛的效果，但仅限于拔牙当天，没有必要做长时间冷敷。另外，没有必要用冰块冷敷。

▶ 肿胀高峰过后进入消肿期时，如果用冷敷会使肿胀消退减慢，所以不能冷敷。

▶ 为了尽量减小肿胀，全身和局部都应该保持制动，叮嘱患者不要喝酒，避免做剧烈运动。

（3）拔牙后不久的发热

▶ 拔牙后不久的发热，一般不是由于感染造成的发热，多为一过性的菌血症引起的发热，不需要特别处置。拔牙之后不久必然会出现一过性的菌血症，但通常不会发热没有问题。按处方服用抗生素就足够了。这种现象小儿多发，因此要提前与家长说明。

▶ 有心脏瓣膜疾病或手术既往史的患者，为了预防感染性心内膜炎应术前给予抗生素，但拔牙后长期低烧持续的话，怀疑是感染性心内膜炎，请转诊到口腔外科、心血管科就诊。

（4）术后出血
（5）下唇感觉迟钝
（6）向鼻腔漏气
▶ （4）~（6）请参见第15~17章。

（7）张口困难，吞咽疼痛

▶ 原因多为舌侧的软组织的肿胀或炎症波及所致。如果到了肿胀应该消退的时候还没有改善，如给予抗生素仍有加重倾向，请转诊到口腔外科专科医生处进行诊治。

（8）关于皮下淤血 ⑩

▶ 翻瓣拔牙的时候，如果骨膜断裂数天后可能在皮下出血淤青（皮下出血斑）。如果患者提前没有得到说明，会感到很吃惊，产生不信任感。要与患者说明这不是现在还在继续出血，如同跌打伤后出现的淤青一样不需要进行特别处理，1周左右会由青紫变淡绿再变为黄色，最后完全消失，让患者放心。为了早点消退，可以局部热敷。

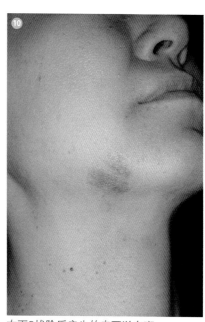

右下8拔除后产生的皮下淤血斑。

术后医嘱

对患者要说明拔牙的内容和术后的注意事项，请患者自己也留意拔牙创的愈合情况，协助进行创口管理。术后的指示、注意告知不充分的话，可能引起术后出血或创口愈合延迟。

对于牙科医生来说这些都是理所当然的常识，这里本来认为没有必要再特意说明，但因为患者完全是医学的门外汉，所以用通俗易懂的话详细解释是很重要的。

1. 手术内容

▶对于在口腔中哪个部位做哪种处置（牙龈翻瓣，去骨，拔牙，缝合等）要提前说明。

2. 关于吃饭，饮酒，洗浴

▶局部麻醉效果完全消失后，首先开始吃软的食物，只要没有疼痛，并没有特殊的食物限制。

▶翻瓣的情况下，饮酒会成为增加肿胀的原因，所以要禁酒2～3天。

▶长时间泡澡会造成体温升高、血液循环改善，有时造成术后出血，但没有必要限制洗澡。

3. 全身、局部保持制动

▶普通的拔牙没有什么问题，但有翻瓣的情况下，过度运动会造成肿胀加重，所以要在几天内避免。另外要指示患者不要对拔牙部位用舌头舔，或吸吮，不要过度运动，要保持创口制动。也要禁止过度地含漱。

4. 术后出血

▶即使在牙科医院止血了，但局部麻醉药效果消失出现疼痛的话，血压上升也容易造成出血。

▶另外，血管收缩剂的效果消失后，血管扩张或过度地含漱也是造成术后出血的原因。

▶告诉患者在院外出血时，可以用带回去的纱布咬住30分钟，看是否能止血。这时不是用余留的牙齿咬，而是要告知患者确切地把纱布放在拔牙窝的牙龈上咬住，这很关键。

5. 下唇或舌头感觉麻木

▶在做有损伤下牙槽神经或舌神经风险的拔牙时，要提前说明如果第二天下唇或舌头仍然有麻木感的话要联系医院。

6. 刷牙

▶告知患者拔牙后数日内，刷牙要避开牙龈切开部位，拔牙窝部位，轻轻刷牙。

7. 术后注意事项说明书

▶以本科室交给患者的术后注意事项说明书为例，附在后文。

门诊拔牙术后注意事项

1. 请一直咬住纱块

现在咬着的纱块是起到压迫止血作用的纱块。到药房取到药为止都请一直咬住。

2. 开预防感染的药和止痛药

药房取药后，扔掉纱块，领到药后请当场服用止痛药。之后即使不痛也请隔6小时后再服用一次止痛药。第三次仅在疼痛时服用。预防感染的药请在每餐饭后服用，连服3天。

3. 关于出血

拔牙后半天左右，唾液中会混有血液，但不会一直出血。凝固的血液也会有少量混入唾液，所以不用担心。

4. 请不要用力"咕噜咕噜的含漱"

动了伤口的话会疼痛或者出血。唾液里有血丝也不用担心，所以不要用力漱口，请只是轻微含漱即可。

5. 请在3~4小时后再吃饭

今天的饮食请在麻醉完全消退后，首先从软的东西开始吃。

6. 在拔牙区以外的部分刷牙没有关系。在吐水的时候不要用力咕噜咕噜漱口

7. 可以洗澡

8. 术后两天禁止饮酒和剧烈运动

9. 在院外如果出血

首先将纱布、纸巾、棉花等折叠变厚，垫在拔牙部分的牙龈上，用力咬30分钟（如果用余留的牙咬住的话是不会止血的）。如果这样还不能止血的话请联系医院。

10. 关于淤青

拔牙后4~5天，下颌部分皮肤由于皮下出血而产生淤青的情况比较少见，但这只是拔牙时的出血渐渐地在皮肤表面显现出来而已，并不是还在继续出血。通常1周左右就会不留痕迹地完全消失，所以不用担心。

11. 如有不明事项或任何担心事项，敬请垂询

×××× 齿科　　TEL：×××××××

第15章

并发症的应对①
出血

拔牙时的并发症有如下表所举例的这些。关于所有的并发症可以参考其他已有讲述的书籍，这里只选择常见的并发症来讲述，首先从"出血"开始。出血对于术者来说无论在术中还是术后都是最讨厌的并发症。而且，对于患者来说"出血啦""血流不止啊"这些都是很可怕的事情。能熟练地控制出血是手法精湛手术顺利进行最大的关键所在。在口腔门诊的手术中，那种需要输血或者因失血而死亡出血并不存在，所以先冷静下来尝试压迫止血。

拔牙时最常见的并发症——出血

拔牙是一种手术，手术就一定会伴有出血。在所有手术中"异常出血""止血困难"是发生频度最高的并发症。拔牙的出血，如果是下牙槽动脉的损伤造成的出血，其出血量是最多的，但即使是这种出血，也绝对不会到出血过量导致失血死亡的程度，所以可以冷静处置。首先找纱布压迫住，然后从容考虑应对方案。

出血控制的情况可以直接影响到手术时间的长短和手术预后的好坏。由于术野出血导致无法看清楚的时候，要仔细彻底止血做干净漂亮的手术。"不使出血""彻底止血"都是熟练手术的关键所在。

拔牙时的并发症

术中并发症	· 出血（参见15章） · 神经损伤（参见16章） · 上颌窦穿孔（参见17章） · 掉入上颌窦（参见17章） · 皮下气肿（参见17章） · 异物误咽、误吞（气管内，胃内） · 软组织损伤 · 车针折断 · 牙根折断 · 掉入软组织内（参见17章） · 骨损伤（骨折，灼伤） · 牙损伤（误拔牙，恒牙胚损伤） · 骨内异物残留（软组织，骨内） · 颞下颌关节脱位 · 针刺事故
术后并发症	· 术后出血（参见15章） · 术后疼痛 · 术后感染 · 张口受限 · 吞咽疼痛 · 皮下瘀斑 · 药物过敏

要点1 **出血时的对应要点　不要慌**

拔牙绝对不会导致失血死亡，所以可以冷静应对。

要点2 **出血时的对应要点　压迫止血是基础**

可以认为所有的拔牙时的出血都可以通过压迫止血来止住，所以先用纱布压住，然后再从容考虑下一步的对策。

止血方法的种类和止血剂（材料）

1. 压迫止血——最简单的有效方法

（1）纱布❶

▶填入拔牙窝内压迫。这是要最先进行的止血方法。

（2）牙周塞治剂，外科塞治剂❸❹

▶填入拔牙窝或压迫牙龈。或者放在止血用的护板内压迫。

（3）压迫止血用护板❺❻

▶用制作颞下颌关节治疗用的咬合垫的那种压膜机或取模后用笔堆树脂来制作护板。

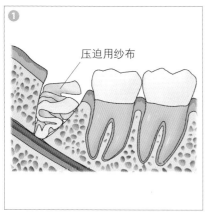

纱布压迫。

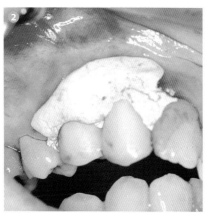

在牙龈上用牙周塞治剂压迫。

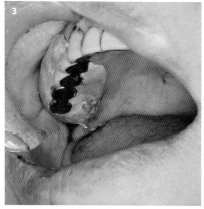

护板内侧填入牙周塞治剂压迫。

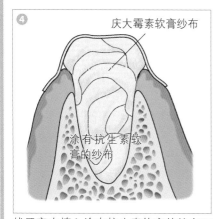

拔牙窝内填入涂有抗生素软膏的纱布压迫。（译者按：国内常用碘仿纱条）

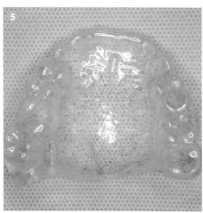

压制成型的护板。

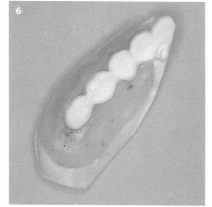

树脂堆积的护板。

2. 局部用止血剂（材料）的使用

▶血管收缩剂，血液促凝剂，提高血液黏度材料等都可以使用。

▶止血剂（材料）的种类有很多，没有必要严格区别使用，所以这里列举使用频度高、用法简单的5种商品。包括拔牙在内的门诊小手术用这些就足够了。

止血剂（材料）

・COE-PAK（丁香酚，压迫用）
・Bosmin（止血用肾上腺素液、血管收缩剂）
・Spongel（吸收性明胶海绵）
・ViscoStat（氯化铁制剂）
・骨蜡（黏土状止血材料）

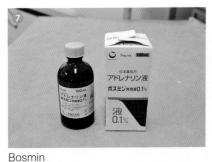

Bosmin

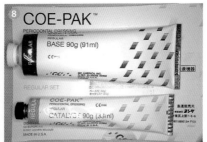

COE-PAK

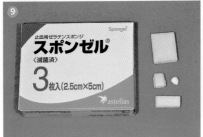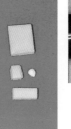

Spongel

ViscoStat

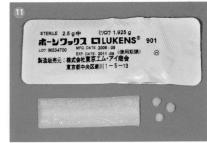

骨蜡

（1）Bosmin（止血用肾上腺素液）❼
· 用纱布蘸Bosmin，轻轻拧干，在出血点用此纱布压迫。

（2）Spongel（吸收性明胶海绵）❾
· 以牛的胶原为材料制成的多孔性海绵。
· 提高血液黏度，使血液容易止住。

（3）ViscoStat（氯化铁制剂）❿
· 对从软组织里的缓慢渗血有效果。但该药与血液反应会使伤口变黑，要提前与患者说明。

（4）骨蜡（以蜂蜡为主要成分的黏土状止血材料）⓫
· 用于从骨内出血的时候。通过与骨面的强力压迫接触而物理上压迫、闭塞出血点，达到止血。因为无法吸收，可能会成为感染源。

3. 用电刀烧灼

▶用电刀的止血模式烧灼出血点。

4. 结扎（血管结扎，周围组织结扎），缝合

▶结扎出血的血管，或围住出血点一样，将周围的软组织结扎。或者严密缝合创口。

术中出血

　　用牙挺在牙周膜间隙里工作时，如果不知道从哪里出血的话，很难顺利操作拔除牙齿。为了彻底确保视野，止血十分重要，而且这也影响到术后的肿胀和创口的愈合。如果是拔牙伴随的出血，压迫止血或使用局部止血剂（材料）就足够止血了。

1. 术中出血的原因

（1）全身的情况
· 全身疾病（血液疾病，肝脏疾病，糖尿病，血管病变等）
· 血压上升（高血压，疼痛或不安引起的血压升高）
* 抗凝治疗中的患者，被认为不容易止血，但最近证明即使不减量、不停用抗凝剂，持续用药的情况下拔牙，也可以充分止血。

（2）局部的状态
· 不良肉芽的残留
· 消炎后的炎症残留
· 牙周炎或根尖病灶的残留
· 周围组织（黏膜、骨膜、骨、血管等）的损伤

2. 关于术中出血的预防

（1）需要解剖学的知识
▶需要掌握血管的位置及走行，骨的形态，厚度等相关正确知识。

（2）进行轻柔的操作
▶不要使用暴力的操作，注意使组织损伤降到最低。切口要干净，剥离中不要撕裂骨膜。

（3）避免在盲视下（无法直视的状态下）盲目操作
▶直视、直达是手术的原则。看不见就那样操作往往导致事故。

3. 止血操作的临床实操

> **要点3 压迫止血是止血操作的基本**
>
> 没有必要去尝试各种困难的止血方法。首先用纱布压迫15分钟。为了能使压迫确切起效，在出血的一点上压迫是关键点。

（1）判断出血的原因
▶判断是全身原因造成的出血，还是局部原因造成的出血。
▶全身原因的可能性要在拔牙前的问诊中把握。
▶如果有全身疾病，保留紧急压迫止血处置，转诊到专科医生。
▶如果是局部原因，首先压迫。

（2）确认出血的部位
▶首先用生理盐水洗净创口，边用吸引器吸引，边擦拭以确认出血点。在出血点做正确的止血操作。用生理盐水洗净创口，由于冷却作用出血也会减弱。另外，采用坐位，出血点将高于心脏，出血会减弱。

（3）从牙龈瓣等软组出血的情况
▶着眼于由血管收缩作用而达到止血效果以及止痛，可以注射含有血管收缩剂的局部麻醉药物。如果疼痛，血压升高，止血困难。
- 纱布压迫
- 用电刀凝固出血点
- 涂布氯化铁制剂ViscoStat

以上几种单用或并用米止血。

（4）从拔牙窝内出血的情况
▶不良肉芽的搔刮。不良肉芽的血管丰富，最经常成为出血的原因。
▶止血用Bosmin纱布压迫20分钟。把纱布展开，从一端开始折叠着顺着拔牙窝底部塞入⑫。关键是要务必确保压迫的时间，如果因为担心而中途拿出来看的话，反而增加止血的时间。

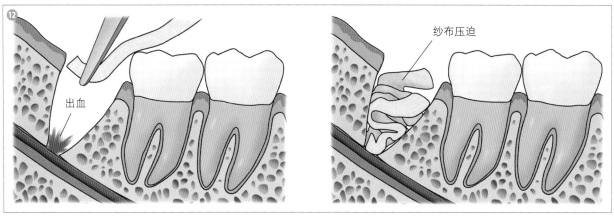

⑫ 出血　　　　纱布压迫

Bosmin纱布。

（5）纱布的压迫方法是否正确

▶让患者咬住纱布也有无法止血的情况，这多是因为咬纱布的方法不对，没有起到压迫的效果。用剩余的天然牙咬着纱布，而没有压迫到拔牙窝内或拔牙处的牙龈。

▶把纱布展开，从一端开始折叠着顺着拔牙窝底部塞入，在其上用另一个纱布咬住。不要用剩余的天然牙咬，要咬到能使前牙部开殆的厚度也是关键⑬ ~ ⑱。

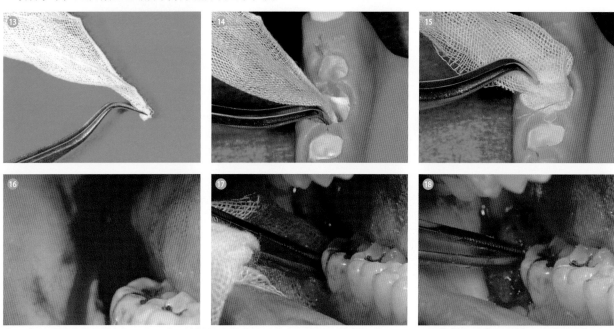

⑬ ~ ⑱展开的Bosmin纱布，从一端开始折叠着顺着拔牙窝底部塞入，全面压迫。然后在其上放置压迫用纱布，让患者咬住（九州大学医院颌面口腔外科、笹栗正明先生提供）。

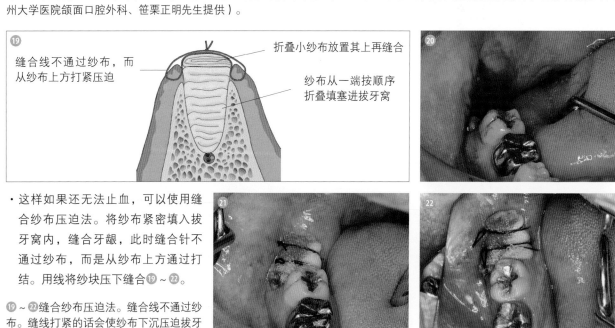

· 这样如果还无法止血，可以使用缝合纱布压迫法。将纱布紧密填入拔牙窝内，缝合牙龈，此时缝合针不通过纱布，而是从纱布上方通过打结。用线将纱块压下缝合⑲ ~ ㉒。

⑲ ~ ㉒缝合纱布压迫法。缝合线不通过纱布。缝线打紧的话会使纱布下沉压迫拔牙窝。

4. "明胶海绵"有效的使用方法

▶使用"明胶海绵"的时候，只是将其塞入拔牙窝，并不易止血。

（1）用手指将"明胶海绵"压实。

（2）填入拔牙窝。

（3）为了使"明胶海绵"不从侧方边缘跑出来，用纱布将拔牙窝整体覆盖压迫。

5. 骨挤压法

▶从骨内出血的时候，止血点上用骨凿捶打，挤压骨头从而压迫血管止血。当需要将止血骨凿用在下颌智齿拔牙时从下颌管里动脉出血的止血时，请先告知患者有神经麻木的风险再使用。

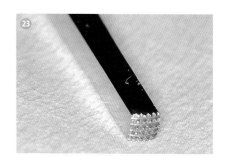

㉓止血骨凿。

术后出血

1. 拔牙后出血的原因是什么？

▶拔牙后出血的原因在书中出血原因的基础上还要加上以下几点。

（1）局部麻醉药含有的血管收缩剂效果消失（回家后的术后出血）。

（2）局部麻醉药的效果消失所造成的疼痛或出血而引起的不安和血压升高。

＊以上两点同时发生的话更容易引起术后出血。

（3）不良肉芽组织的残存（原因=搔刮不充分）。

（4）骨的尖锐边缘引起的组织损伤的刺激。

（5）不正确的压迫止血（原因=咬纱布的方法不对）。

（6）拔牙创内异物。

（7）缝合不良（原因=牙龈瓣活动造成出血。特别是牙龈颊侧移行部没有缝合的时候）。

（8）过度含漱或吐口水，洗浴，运动（有必要对患者充分说明）。

2. 术后出血如何预防？

▶在术中出血的预防、对应基础上加上：（1）手术结束时追加浸润麻醉；（2）术前或拔牙结束后有必要服用止痛药。这两种对策都是预防由于术后疼痛造成血压升高而引起的出血。

3. 具体如何进行止血操作？

▶基本与书中出血的应对相同，关键的有两点。

（1）注射局部麻醉药物

·疼痛时很难做止血操作，所以首先注射局部麻醉药。注入局部麻醉药后，由于组织压迫和血管收缩的效果达到止血。而且消除疼痛，可以降低血压，使止血变得容易。

（2）去除凝血块㉔

·局部麻醉药起效后，搔刮果冻状的血块，去除后确认出血点。

·这种血块残留在那里也没有止血效果，会持续出血，所以一定要搔刮、去除。

·单是去除这种血块也可能达到止血的效果，所以要完全去除。之后止血操作与术中出血相同。

▶最后如果有必要的话。

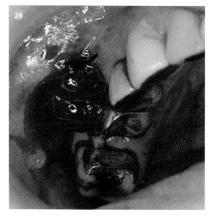

㉔去除凝血块。完全去除果冻状的凝血块，确认出血点（照片是切开创口的凝血块）。

（3）严密缝合

·特别是，牙间龈乳头的牙龈，牙颈部垂直切口到膜龈联合的缝合，很多时候做得不充分。

4. 使用止血导板

▶用外科塞治剂或牙周塞治剂止血，或尝试用止血导板压迫止血。

5. 缝合纱块压迫止血

第16章

并发症的应对②
神经损伤

下颌智齿拔牙时损伤下牙槽神经或舌神经，会造成下唇或舌的感觉麻木。一旦出现感觉麻木，恢复起来需要时间，还有很多时候无法完全恢复，容易造成医疗纠纷。一旦发生感觉麻木，如果可能的话希望能尽早动用所有的治疗手段。神经损伤的预防、发生时的应对等，请事先充分了解。

拔牙时的神经损伤发生的原因?

拔牙时的神经损伤不仅是直接的损伤，肿胀和水肿造成的压迫也是造成神经损伤的原因。

1. 局部麻醉

▶下颌前磨牙的浸润麻醉或阻滞麻醉时，注射针对神经的直接损伤而引起。

2. 切开、剥离

▶前磨牙附近的切开，剥离时的损伤。特别是从膜龈联合部再往下的切开要小心❶。

▶下颌埋伏智齿的拔牙时，远中切开造成的损伤。磨牙后部的下颌骨要朝向颊侧切开，因为第二磨牙正后方是没有骨头的。远中切开如果朝向正后方切的话可能伤及舌神经。一定要触诊到骨头在骨面上切开❷❸。

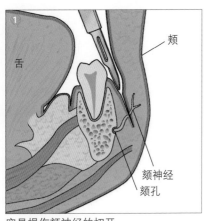

容易损伤颏神经的切开。

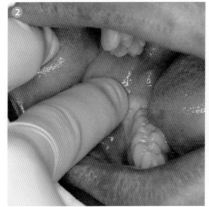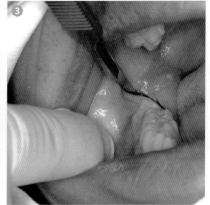

❷❸远中切开之前，必须触诊骨面。切口绝对不能向正后方。在骨上斜向颊侧。

3. 拔牙

（1）牙根推挤

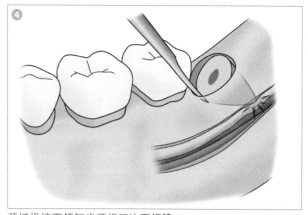

牙挺推挤下颌智齿牙根压迫下颌管。

▶ 下颌埋伏智齿的情况下，多数是由于用牙挺推挤牙根压迫神经管而造成❹。

▶ 用车针或手术刀切断神经的情况从位置上说极为罕见。

▶ 分割牙冠时几乎不可能发生（除牙冠分割线下方下颌管贴着牙走行时）。

▶ 不对根尖施加压力的牙挺使用法就多数可以预防（参考第11章）。

（2）分割车针造成舌神经损伤

▶ 下颌智齿拔牙时切开线设定在偏舌侧的情况（参考第11章❸）或牙根从舌侧掉入间隙，需要从舌侧剥离取出的情况（参考第17章㉔），分割牙冠时车针突入舌侧，都可能造成舌神经损伤。

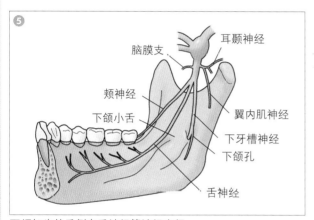

下颌智齿的舌侧有舌神经等神经走行。

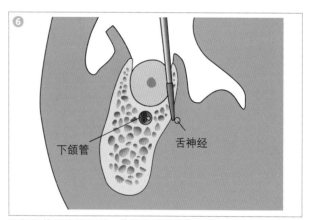

下颌埋伏智齿拔牙时，快机造成舌神经损伤。

神经损伤的诊断方法

不得不依靠患者主诉的自觉症状，目前还没有一定能客观评价的检查方法、判断基准。不过有做过客观化、数字化的尝试，口腔颌面神经功能学会（参考145页）单独设定了诊断标准。

齿科医院能应用的简便诊断法有：以棉花（下记），笔，镊子或游标卡尺，探针等给予刺激而记录感觉异常的范围❼～❾。在医院的口腔外科或大学里，会进行更为精密的检查"SW检测"⓫，以神经元测量尺进行的检查等。

1. 简便诊断法

▶棉花检测❼是指，以棉花卷成探针一样的，做成棉花的
触须，患者闭起眼睛，用触须轻触其下唇（颏神经下唇
支）、口角（颏神经口角支）、颏部（颏神经颏支），
如果感觉到有轻触的话，举起被轻触一侧的手。左右、
部位随机的进行这种操作，观察有无反应、反应速度、
正确性等。

▶经验上来说，如果对棉花检测有正确的反应的话，多数
可以完全恢复。

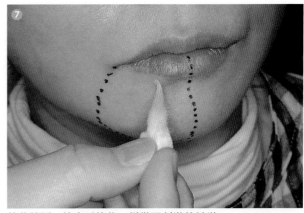

棉花检测。检查对棉花一样微弱刺激的触觉。

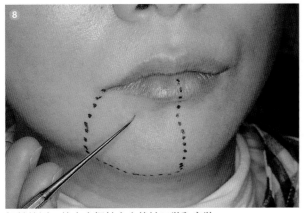

探针检测。检查由探针产生的触压觉和痛觉。

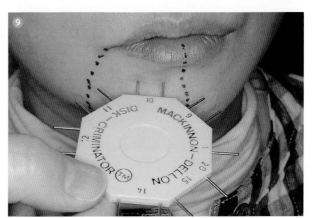

两点辨别实验。测量能够分辨出是两个点触碰的距离。麻木
感越强，分辨两个点所需距离越大。

2. 精密检查

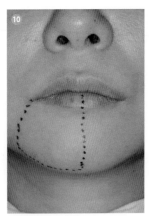

右下智齿拔牙造成感觉麻木的范围。

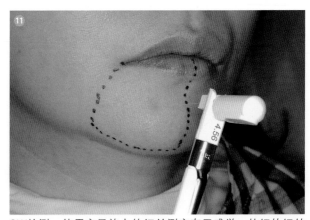

SW检测。使用定量施力的细丝测定有无感觉。从细的细丝
（弱力）逐渐加大到粗的细丝（强力），观察在哪种直径细
丝的触碰下能产生感觉。细丝从细到粗分为20个阶段。

【更详细的学习吧】
下牙槽神经的构造和损伤

▶下牙槽神经如下图所示是一条有1万～3万根神经纤维的条索，对于其中一根神经纤维的损伤存在3种不同程度（参考下表的Seddon神经损伤分类）。I度损伤的神经有多少根、II度多少根、III度多少根，如这样的正确损伤程度是不知道的，所以不可能断言说"一定会恢复，必定到某时间就能恢复"。发生神经麻木的时候，抱着抱歉的感情和完全恢复的希望或者因为有不想和患者发生纠纷的心理，总是会说出"到XX时候肯定会好的"这样的话，要注意断言一定可以治愈的话以后会成为问题。

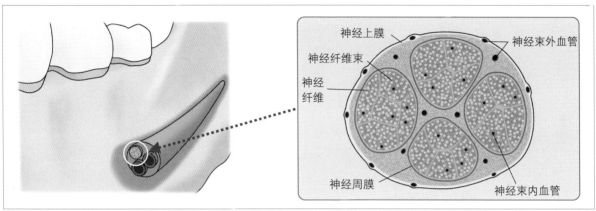

神经束的构造。下牙槽神经是一条有大约3万根纤维的神经束。

Seddon神经损伤分类

一过性神经麻木 （neurapraxia）	・最轻微的，没有损伤到神经纤维 ・营养神经纤维的血管一过性缺血 ・一过性的局部传导障碍 ・一到数个月内恢复 ・原因是神经的暴露和神经牵拉等	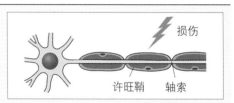
轴索切断 （axonotmesis）	・只有轴索断裂，许旺鞘的连续性还保存着 ・从损伤处向末梢的轴索变性 ・轴索恢复需要花很长时间，至少1年 ・感觉可能无法恢复到正常水平 ・原因有种植造成的持续压迫或下颌管壁的微小骨折引起的神经压迫等	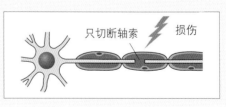
神经切断 （neurotmesis）	・最严重的损伤，轴索和许旺鞘都断裂 ・感觉丧失，完全麻木 ・需要神经缝合，神经移植 ・原因是手术刀、车针的切断或化学药品	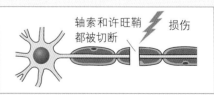

神经损伤的治疗方法

1. 首先是避免其发生（因为一旦发生，不能保证会完全恢复）

▶ 为了不引起感觉麻木，必须熟知颏孔、下颌管、下颌孔、舌神经的走行等解剖基础⑫。

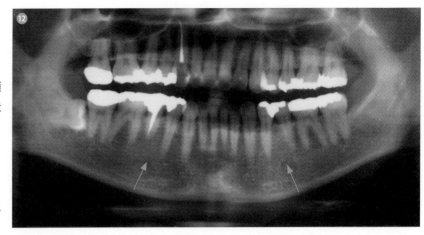

⑫颏孔的标准位置在第一和第二前磨牙之间的根尖稍下方。

2. 给药

（1）甲钴胺（Methycobal，维生素B_{12}）6T（1.5mg/d）

（2）ADETPHOS肠溶片（ATP制剂）6T（120mg/d）

▶ （1）和（2）的是作用机制顺序不同的神经复活剂，所以并用。给药期间要持续到麻木恢复患者说"已经没关系了"为止。

（3）类固醇（和专科医生商量决定用量、时长）在损伤初期有效

（4）抗抑郁药

▶ 感觉麻木总也没有改善长期持续的话，容易造成精神抑郁的状态，这种抑郁状态会使患者感到更强的麻木感，所以抗抑郁药是有效的。

3. 星状神经节阻滞⑬～⑮

▶ 可以委托口腔麻醉科，麻醉科，疼痛门诊等。

▶ 局部麻醉在第6～7颈椎横突前面的交感神经节的话，被交感神经抑制的副交感神经占据优势，使头面部血管扩张，血流增加，促进神经损伤的愈合。

▶ 每周2次左右，持续到效果显现为止。

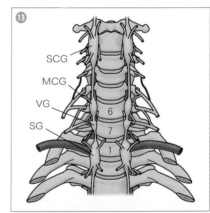

⑬星状神经节阻滞麻醉是对准第6～7颈椎横突注射局部麻醉药物。

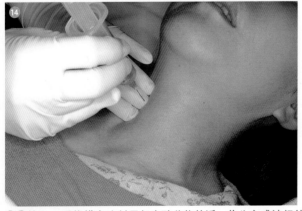

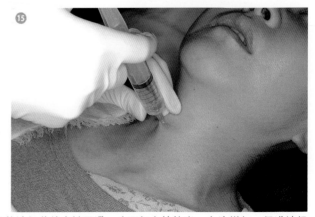

⑭⑮第6～7颈椎横突注射局部麻醉药物的话，作为交感神经的星状神经节就会被阻滞，头面部血管扩张，血流增加，促进神经纤维损伤的愈合。

神经损伤时什么样的变化过程？预后怎样？

▶ 因为不知道有多少根神经纤维受损，无法按照Seddon神经损伤分类去判断损伤类型，所以是否能完全恢复，多长时间能恢复，无法精确断言。但从经验上来说，即使有感觉异常、麻木，只要对棉花测验有正确反应的话，应该就可以完全恢复。

▶ 在麻木改善的过程，会出现蚁行感或疼痛感。因为患者对疼痛或异常感觉变得敏感，容易以为是更加恶化了，要跟患者说明这时神经损伤改善恢复过程中的一个阶段性症状，请患者放心。如同跪坐的时候脚麻了的话，是不会感觉到疼痛的，但恢复途中却有针扎样的疼痛，这种感觉是一样的。

▶ 但是如果神经切断或重度损伤的情况下，不能完全恢复，疼痛和感觉异常就会那样一直持续下去。

4. 物理疗法

▶ 软激光照射，针灸等。

要点1 神经损伤时的治疗要点

①一旦发生神经损伤，多数无法完全恢复（临床上的完全恢复没有症状多数是患者习惯了，多种检查中还可以发现感觉降低）。
②恢复时间，恢复程度都无法准确预测、断言。
③即使是轻度的损伤，正确预测恢复也是很困难的，所以尽可能早期（1周以内）开始治疗，使用所有可能的治疗法。

什么医院有可以判断感觉麻木的专业医生？

请咨询负责处理诊断、判定、治疗感觉麻木的口腔颌面神经功能学会（事务局联络方式：邮编399-0781 长野县盐尻市广丘乡原1780 松本齿科大学口腔颌面外科讲座内 TEL&FAX 0263-51-2076 e-mail:koushinmahi@po.mdu.ac.jp），请他们介绍最近的有"舌、口唇知觉异常判定认定医生"的医院。

注：国内可以去当地专业的口腔医院颌面外科就诊评估。

第17章

并发症的应对③

干槽症、上颌窦穿孔、牙根进入上颌窦、下颌智齿进入舌侧软组织间隙内、皮下气肿

拔牙时除出血和神经损伤以外还可能发生各种各样的并发症。在哪个区域拔牙时，以何种操作，会引起什么样的并发症，提前了解这些，努力预防并发症发生，即使发生了也可以早期采取合适的应对方法。

干槽症

1. 有什么症状？

▶拔牙窝内血块没有形成、保持，拔牙窝的骨面露出而导致愈合不良的状态。

▶拔牙窝的浅表性骨炎。

▶拔牙后数日还有持续疼痛。拔牙后当时不痛，但数日后开始疼痛的情况多见。

▶疼痛可能放散到下颌角，颞下颌关节，耳屏后，咽喉部。

▶有必要和第二磨牙远中更露出造成的牙本质过敏相区别。

2. 口内可以看到什么？

▶没有血块、肉芽组织的空虚拔牙窝，可以触及拔牙窝表面的骨❶。

▶牙槽骨露出（可以用挖匙触及骨面）。

▶不伴有肿胀、发红、排脓。

▶发生概率根据不同报道，全牙列在0.5%～5%，下颌智齿在1%～38%之间差异很大，但的确有某种概率会发生。

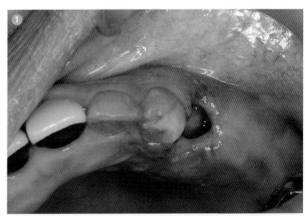

左上4干槽症。拔牙窝内没有形成肉芽组织，骨面露出。

3. 原因

（1）患者方面的原因

▶年龄，存在炎症，骨慢性炎症造成的硬化，吸烟，过度含漱、吐口水，血运不足（骨硬、厚），刺激拔牙窝，纤维溶解（吸收血块的功能）亢进等。

（2）术者方面的原因

▶手术创伤大……骨的去除量，花费的时间，暴露操作，牙周膜间隙注射（关于牙周膜间隙注射，是否与干槽症有关有两派说法）。

→拔牙的难易度的相关（时间，骨去除量，出血量等）。

4. 治疗方法？

▶ 给予止痛药减轻疼痛，去除对拔牙窝的刺激，预防食物残留，努力保持清洁。

（1）保持清洁
· 拔牙窝—食物进入、滞留—腐烂—炎症—疼痛，肉芽形成不良—持续骨暴露。
· 需要冲洗出拔牙窝内的食物+预防食物进入和滞留，去除刺激。

（2）改善食物残渣的滞留和消炎、镇痛
① "曲安奈德软膏" + "利多卡因凝胶"（或者用表面麻醉剂软膏）填入❷❸

　　"曲安奈德软膏"有消炎效果（有意见认为其有抑制肉芽形成的作用所以不应该使用，这里看重其消炎效果予以应用），"利多卡因凝胶"（或者表面麻醉剂软膏）有麻醉效果，两种混合填入拔牙窝内，填满，其上放置外科塞治剂或保护板加以保护屏蔽刺激。

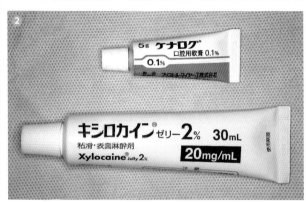

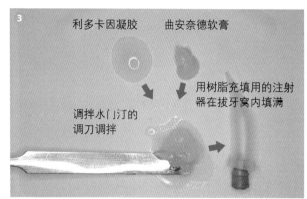

❷❸"曲安奈德软膏"（消炎效果）和"利多卡因凝胶"（麻醉效果）各取适量，调拌后填入拔牙窝。

② "明胶海绵" + "丁香油氧化锌"液体填入❹

　　在"明胶海绵"浸入"丁香油氧化锌"液体（期待丁香油的阵痛效果），填入拔牙窝放置外科塞治剂或保护板加以保护。有刺激性稍有异味，但效果很好。

③ 填入丁香油氧化锌水门汀

　　缓慢调制丁香油氧化锌水门汀，填入拔牙窝。去除时因为已经硬化，会有难以去除的情况。

（3）给予止痛药
· 拔牙后以止痛目的的处方镇痛剂即可。并不是感染，所以没有必要一定给予抗生素。

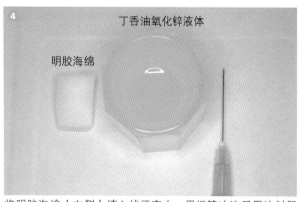

将明胶海绵（左侧）填入拔牙窝内，用根管冲洗后用注射器（右侧）吸引丁香油氧化锌液体（中央），浸润填入的明胶海绵。短时间内会使疼痛减轻。

（4）容易滞留食物残渣，让患者自己冲洗
· 做成冲洗针，借给患者，用自来水也可以，让患者自己冲洗，防止食物残渣滞留❺。

▶ 用上述的对应手段，数日内疼痛就会减轻。不是感染，而且开放创口感染不容易发生，所以不需要给予抗生素。

❺上：静脉注射用注射针的前端做成圆顿状的冲洗针。
下：成品的冲洗针。

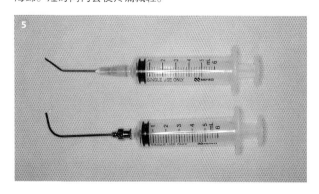

（5）不要再次搔刮！

- "因为没有形成血块导致发生干槽症，那么让它再次出血形成血块就行了"的这种想法下，建议再次搔刮的说法也有，但这是错误的。干槽症是浅表性骨炎，就算把露出的骨面用血块覆盖也不会止住疼痛。而且会引起疼痛的激化、持续，所以一般认为不应该施加新的外科刺激。从笔者的经验来说，需要再次搔刮的病例一个都没有。

> **要点1 干槽症不要再次搔刮**
>
> 干槽症是浅表性骨炎，就算把露出的骨面用血块覆盖也不会止住疼痛。而且会引起疼痛的激化、持续，所以不应施加新的外科刺激，用保守方法应对。

5. 如何预防

▶ 因为与患者的局部状态、术者的拔牙操作、手术时间等因素相关，要完全预防干槽症发生很困难，它是以一定概率要发生的。重要的是轻柔操作，不要施加不必要的创伤。

▶ 注意不让拔牙窝内残留切割碎屑，彻底洗净，结束时确认出血，出血少的话促进出血，禁止过度含漱等。如果预测可能发生干槽症的话，放入胶原块。

6. 如何跟患者说明?

（1）无法完全预防，会有一定概率发生的。

（2）原因有患者方面的原因和术者方面的原因，很多原因所以无法特定指出是那种原因造成的。

（3）不是感染（患者容易认为是化脓）。这是骨面露出、浅表性骨炎。

（4）服用止痛药，在拔牙窝内放入药物，过一段时间就会治愈（治疗开始后数日疼痛多数会减轻）。

以上等与患者充分说明使其放心。

上颌窦穿孔

1. 为什么会穿孔?

▶ 上颌窦底低，会有在X线上看到上颌磨牙牙根突入上颌窦内的时候。这不是牙根突出在上颌窦内，实际上是有一层像纸一样薄的骨存在在牙根周围的，但拔牙时连这一层薄骨窦拔去的话，就会穿孔 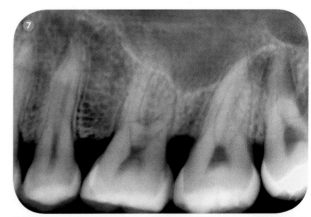。

可以看到左上6的腭侧根从上颌窦底向窦内突入。这种牙在变成残根后拔牙时，有必要注意避免穿孔。

2. 容易发生穿孔的牙?

▶ 根据解剖学的统计，容易穿孔的顺序依次是第一磨牙的腭侧根、第二磨牙的腭侧根、第二前磨牙。

3. 对穿孔的对应

▶根据穿孔可否自然闭锁，穿孔直径大小，是否存在上颌窦炎而应对方法不同。

（1）穿孔的确认

· 通过目测或插入挖匙，首先确认有无穿孔。即使看上去没有穿孔，通过测试空气是否漏出也可以检查到有小的穿孔的情况。闭口向口腔内鼓气，有意识让空气不要从鼻腔内逸出。如果有穿孔，空气会自然从鼻腔跑出。另外含漱时有水漏到鼻腔的话也能检出穿孔。

（2）处置

①穿孔直径较小的情况

· 只是穿孔没有上颌窦炎，牙根单根大小的直径为5mm左右，过两三周左右会自然闭合的❽。这种时候，为确保闭合，在拔牙窝内填入胶原塞。为防止拔牙窝内血块脱落，指示患者不要过度含漱或用力擤鼻涕。为避免刺激拔牙窝，可以制作佩戴保护板❾。

②穿孔直径大的情况

· 穿孔直径大的情况下（有牙冠大小），无法期待自然闭合，所以要马上做修补手术。.

③没有自然闭合的情况

· 愈合过程观察了数周也不闭合的时候，可以考虑是a. 穿孔直径太大，b. 有上颌窦炎等两点原因。
　· a中直径过大的情况下，行口腔上颌窦瘘孔修补术。
　· b中怀疑有上颌窦炎的情况下，一边给予抗生素、消炎药，一边从穿孔向窦内用生理盐水清洗。这种冲洗液从鼻腔中流出的话，说明上颌窦鼻腔开口仍然畅通，仍然有上颌窦消炎后穿孔部自然闭合的可能，所以继续观察3个月。

· 这之后还不闭合的情况是由于穿孔直径过大或上颌窦炎没有改善等原因。只因为穿孔直径大，做修补手术。上颌窦炎没有改善，需要委托专科医生同时做上颌窦根治术和瘘孔修补术。

④口腔上颌窦瘘孔闭锁术❿。

· 通常如❿所示用颊侧瓣闭锁，修补术有以下3个要点：
　a. 瓣的基底部要减张切开，使瓣可以充分延长❿。
　b. 为了去除尖锐边缘也为了使瓣容易缝合，将拔牙窝颊侧的牙槽嵴顶高度削低。
　c. 用垂直褥式缝合。
缝合时瓣的张力过大，勉强搭在一起缝合的话，创口裂开闭合困难。要做到不牵拉瓣也能轻松对位，如果不能彻底减张就无法达到好的效果。

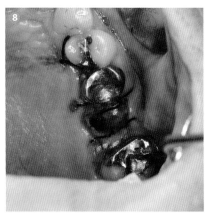

穿孔直径在5mm左右以下的话，可以期待自然闭合。

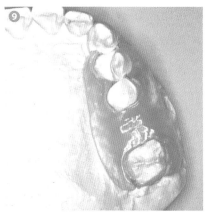

做保护板保护穿孔处，使自然闭合的可能性变高。

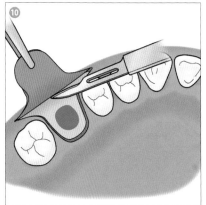

口腔上颌窦瘘孔闭锁术。用镊子夹持翻开的牙龈瓣，用11#刀片在瓣底从一端滑到另一端切开骨膜。之后对切开线以弯钳钝性分离扩大骨膜，延长牙龈瓣。

牙根进入上颌窦

1. 为什么会掉进去?

▶ **没有好好看清楚！根本看不见！** "上颌窦穿孔"一项里叙述过的解剖学状态下,牙挺没有进入到牙周膜间隙,而是捅在牙根上,所以掉进上颌窦内,几乎所有这种病例都是这样的⓫。

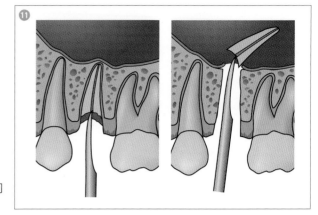

⓫没有好好看清楚！根本看不见！牙挺没有进入到牙周膜间隙,而是捅在牙根上。

2. 如何预防?

▶ 术野认真看清楚,将牙挺插入牙周膜间隙是关键。如果牙周膜间隙不容易分辨,切除覆盖牙龈,用车针增隙后再用牙挺⓬。用拔牙牙钳能夹住的话用牙钳。

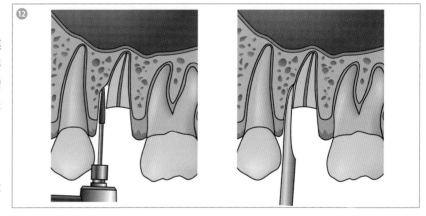

⓬看不见的话就切除牙龈。牙与骨之间没有空隙,就用车针增隙。

3. 掉进去了怎么办?

▶ 有观点建议从拔牙窝试着掏出,但实际上从拔牙窝里取出创伤并不小。如果能看到牙根,还可以试一下从拔牙窝里取出,但一定注意不要造成对闭合有十分重要的局部状态的破坏。

▶ 实际上：

（1）将拔牙窝扩大从而取出牙根的方法没有想象中那么微创（很难直视、直达,牙根的位置也有变化）。

（2）水平体位处置的话,掉入的牙根可能移位了。

（3）如穿孔部扩大,需要做瘘孔修补术。

▶ 建议：

（1）能够期待自然闭合的穿孔直径中（一根牙根左右的直径）,如不需要做修补手术,从上颌窦侧壁开窗取出视野更好、更快,效果更确切。

（2）牙根间隔缺失穿孔直径大的情况下（两个牙根直径以上）,首先尝试从穿孔部掏出牙根,但不能容易掏出牙根的时候,要迅速为了取出后的修补手术而切开牙龈翻瓣,从颊侧开窗取出,然后继续对穿孔部分行闭锁手术。

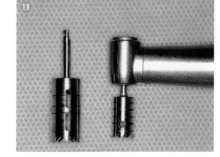
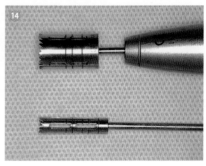

空心钻。
⓭慢弯机用。
⓮直机用。

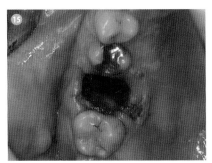

牙根掉入上颌窦内。口腔和上颌窦交通。

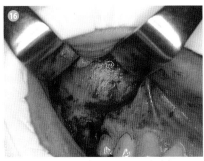

为了关闭穿孔部并取出牙根翻颊侧瓣。

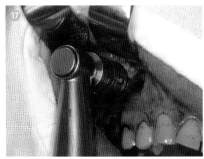

空心钻在上颌窦侧壁上去骨。

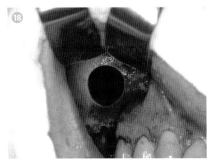

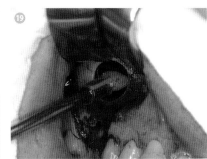

⑱上颌窦侧壁开窗。

⑲吸引掉入的牙根将其取出。这之后，减张切开颊侧瓣，关闭穿孔部分。

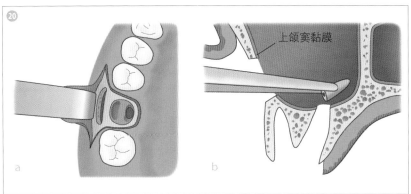

⑳确认牙根位置不在拔牙窝附近的情况下，比起从拔牙窝内取出，侧壁开窗取出更加切实可行。

下颌智齿进入舌侧软组织间隙内

1. 为什么会掉进去?

（1）解剖学上下颌智齿的舌侧骨很薄。

（2）牙挺捅到牙根上。

▶这种问题和牙根掉入上颌窦一样，原因都是没有好好看清楚！根本看不见！

2. 如何预防?

▶牙挺确实插入牙周膜间隙。如果没有牙周膜间隙用车针增隙后插入牙挺㉑。

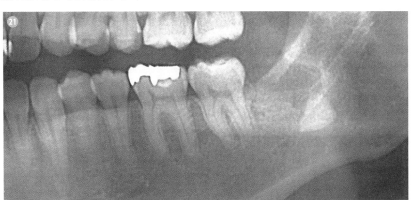

㉑左下8分割牙冠后，牙根掉入舌侧而转诊送来的病例。

3. 掉入的位置如何确认?

▶拍摄X线（全景片，咬合片），确认掉入牙的大小和位置。

▶拍小牙片可能会推挤掉入的牙，所以拍全景片，咬合片。如果想正确把握掉入牙齿的三维位置，建议拍CT（译者建议拍CBCT）。

4. 如何取出?

（1）注意点

▶在确认掉入牙齿的位置和将其取出的时候，最大的关键点在于不要再将牙根推向更深的地方。牙根的移动和向深处推挤是使牙齿取出变得困难的最大原因。

（2）取出方法

▶取出变得困难的另一个原因是出血。为了止血，用含有血管收缩剂的局部麻醉药物足量注射，一边止血一边轻柔操作。

▶隔天再取出的话，由于张口受限，舌侧软组织肿胀，取出将变得更加困难。另外有感染的危险，所以一旦掉入建议立刻取出。

①掉在骨与骨膜之间的情况
a. 从拔牙窝将舌侧穿孔部分的骨用球钻扩大取出②。为方

▶术者从舌侧用手指去确认位置的时候最容易推挤牙根。让助手用手指从下颌下部将软组织推挤向上的状态下再触诊，取出。

便器具的操作和牙根的取出，将穿孔部充分扩大十分关键。

b. 剥离舌侧骨膜取出③。

・为了取得直到深处都充分的视野和术野，需要将舌侧牙龈的切口一直延伸到前磨牙附近。

・如果牙槽嵴顶的骨挡住，看不到牙根，可以从牙槽嵴顶去除舌侧的牙槽骨。

②骨膜破裂掉入舌侧软组织内的情况
・切开口底部的黏膜，钝性分离，取出。注意不要损伤舌神经④。

在骨与骨膜之间的情况下

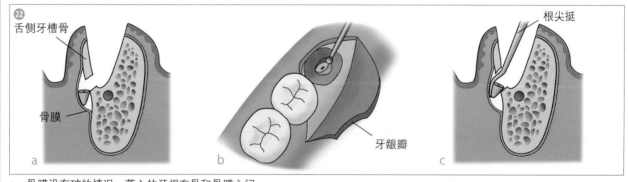

a：骨膜没有破的情况。落入的牙根在骨和骨膜之间。
bc：**骨膜下取出法①**。用球钻扩大舌侧的穿孔部，从拔牙窝内取出。

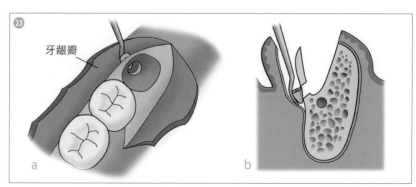

㉓骨膜下取出法②。磨牙区舌侧软组织从牙颈部向下做骨膜下剥离，确认牙根并取出。

骨膜破裂落入舌侧软组织的情况

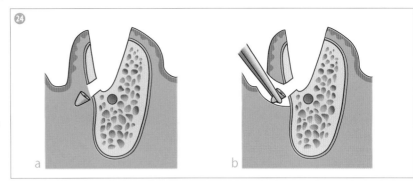

❷❹a：**骨膜破裂的情况**。落入的牙根在骨膜外的舌侧软组织内。取出很困难。
❷❹b：**骨膜破裂落入舌侧软组织的时候，切开口底软组织，钝性分离取出**。

皮下气肿

　　所谓气肿是确认组织间隙内进入气体的状态，拔牙时引起的气肿是由于空气从骨膜断裂部分或软组织的裂隙中侵入组织内所致。因为不是高发的并发症，所以有些书里没有记载，但拔牙中途急剧发生严重的肿胀，而且消退又要很长时间，这容易令患者产生不信任感，对应错误的话，可能成为医疗差错，所以这里要写一下。拔下颌智齿的时候容易发生。

1. 为什么会发生气肿?

▶很多人说切口大，牙龈瓣剥离、翻开范围广的时候容易发生，但事实恰恰相反。小切口、剥离的术野内，勉强插入快机，空气没有排溢通道而侵入组织内，如果是充分地剥离翻瓣空气能排出去的话，就不会侵入组织内。另外剥离时暴力造成骨膜断裂、损伤后，造成侵入通道，所以轻柔爱护的剥离也十分重要。

2. 什么处置、操作会引起气肿?

▶使用快机的时候多见，但根管治疗或激光照射也可能引起。

（1）使用快机。
（2）使用空气注射器。
（3）根管冲洗（双氧水和次氯酸钠交替冲洗）。
（4）激光照射（冷却空气造成）。
（5）双氧水的深部冲洗。

3. 什么症状、体征能诊断为气肿?

（1）拔牙过程中发生的急剧肿胀、疼痛

▶可能扩散到眼眶周围，头侧部，颊部，下颌下部，颈部等❷❺。

（2）压迫肿胀部位有捻发音

（3）扩散到纵隔*的话会出现呼吸困难、胸痛

▶CT确认组织间隙内有空气❷❻~❷❽。纵隔气肿中能看到有呼吸困难、胸痛。

* "纵隔"是指由左右肺，前方胸骨，后方胸椎围成的胸部正中部分。内含心脏、食道、气道、大动脉、神经等重要脏器。

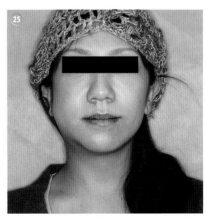

皮下气肿患者的容貌。可以看到右侧从颊部到下颌部肿胀。看上去只是颊部肿胀，但实际上从头侧部到纵隔都有空气侵入。

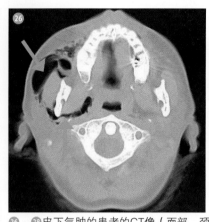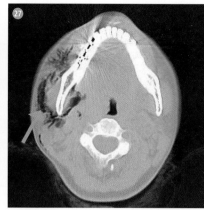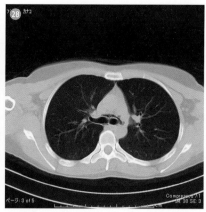

㉖ ~ ㉘皮下气肿的患者的CT像（面部，颈部，纵隔）。CT上确认头侧部到纵隔腔（心脏周围）都有空气进入。㉖：颊部；㉗：下颌角；㉘：纵隔腔。

4. 如何对应和治疗气肿

▶误入的空气需要1周左右的时间吸收，肿胀才能消退，充分解释，不要让患者产生不信任感、不安感。

（1）为预防感染给予抗生素。

（2）医嘱保持安静等待自然吸收。

（3）如果有胸部压迫感、胸痛、呼吸困难等，怀疑时纵隔气肿要转诊专科医生。

一旦发生空气误入，不要压迫挤出空气，这会造成空气更加向周边扩散，所以不要挤压。

5. 预防方法

▶如果拔牙

· 彻底翻瓣，翻瓣大不是气肿的原因。

· 在狭小的剥离范围中，不要勉强插入快机机头。

· 不要让骨膜断裂。

· 有的机构不用快机，而使用没有空气的高速弯机来分割。

· 除去血液或洗净后的干燥时，不要使用空气注射器。

附录

拔牙推荐工具

总结本书中提到的工具，介绍那些安全易操作的拔牙工具。

脱位牙钳

製造：（株）YDM
問合先：（株）モリタ
Tel. 06 - 6380 - 2525
▶最传统的人气商品。脱位牙钳对萌出的智齿非常有用。

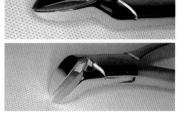

牙挺

製造：（株）イシズカ
問合先：（株）ヨシダ
Tel. 03 - 3845 - 2931
▶这个牌子的牙挺尖端刃薄，握柄粗大使用便利。

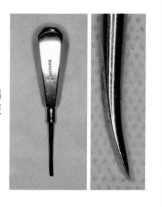

根尖挺

製造：（株）YDM
問合先：（株）モリタ
Tel. 06 - 6380 - 2525
▶3个一组，必备工具。

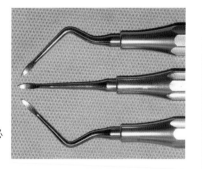

骨膜剥离器（18cm）

問合先：（有）フォーメディックス
Tel. 03 - 5292 - 2455
▶剥离器尖端薄而锋利，可以一边切割软组织一边剥离。
＊製品番号　骨膜剥離子R - 100 - 18

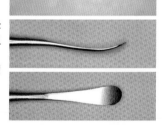
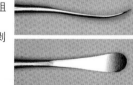

长车针XXL

製造：ブラッセラー社（ドイツ）
問合先：（株）ヨシダ
Tel. 03 - 3845 - 2931
▶分冠用车针，尖端刃部短，所以即使分割深埋的智齿也不会损伤牙龈，出血和组织损伤都小。

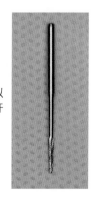

#1557

製造：マニー（株）
問合先：（株）モリタ
Tel. 06 - 6380 - 2525
▶分冠用车针，不容易折断。

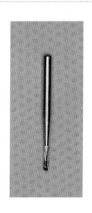

圆刃骨凿

製造：（株）YDM
問合先：（株）モリタ
Tel. 06 - 6380 - 2525
▶不仅应该有平刃（单侧刃、双侧刃），有圆刃骨凿会更加便利。埋伏牙去骨的时候，对应牙冠形态，容易去骨。

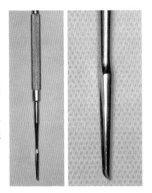

Killian氏骨止血器

問合先：永島医科器械（株）
Tel. 03 - 3812 - 1271
▶在骨内动脉性出血的时候使用的止血骨凿。挤压骨封闭出血点而止血。

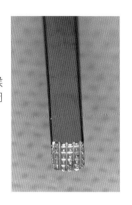

McIndoe型镊子

問合先：ケイセイ医科工業（株）
Tel. 03 - 3816 - 2811
▶医科领域广泛应用的镊子。手术时夹缝合针或组织时不能用牙科用的镊子。各家手术器具的生产商均有制造。照片中的镊子来自Keisei医科工业公司。

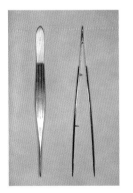

Mayo-Hegar型持针器

製造：各手術器具メーカー
▶使用便利，应用最为广泛。各家手术器具的生产商均有制造。

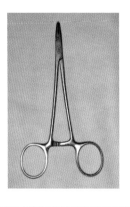

ViscoStat

製造：ウルトラデント社
問合先 ：ケーオーデンタル（株）
Tel. 03 - 3333 - 8141
▶氯化铁成分的胶冻状止血剂。对软组织的渗血有效果。与血液反应创口变黑也没有问题。

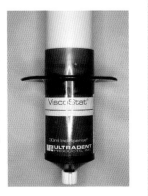

参考文献（根据所参考的书籍出版时间排序）

....

[1] Archer WH. Oral Surgery. Philadelphia : W.B. Saunders, 1952.

[2] 歯界展望別刷　抜歯の臨床. 東京：医歯薬出版，1979.

[3] 朝波惣一郎·監修. 抜歯に強くなる本. 東京：クインテッセンス出版，1985.

[4] 野間弘康，金子　譲. カラーアトラス　抜歯の臨床. 東京：医歯薬出版，1991.

[5] 小林晋一郎. 難易度別　初心者のための智歯抜歯. 東京：クインテッセンス出版，1994.

[6] 山根源之，外木守雄. 抜歯がうまくなる臨床のポイント110. 東京：医歯薬出版，1999.

[7] 笠崎安則，木津英樹，朝波惣一郎. 智歯の抜歯ナビゲーション. 東京：クインテッセンス出版，2003.

[8] 大関　悟，覚道健治，又賀　泉·編集. カラーアトラスハンドブック　口腔外科臨床ヒント集. 東京：クインテッセンス出版，2004.

[9] 斉藤　力·編. 動画とイラストで学ぶ　抜歯のテクニック. 東京：医歯薬出版，2005.

[10] Fragiskos FD. Oral Surgery. Berlin : Springer, 2007.

[11] 角　保徳. 一からわかる抜歯のテクニック. 東京：医歯薬出版，2008.

[12] Hupp JR, Ellis E III, Tucker MR. Contemporary oral and maxillofacial surgery 5th. Edi. Philadelphia : Mosby Elsevier, 2008.